JN331042

在宅・施設での
看取りのケア

著

宮崎 和加子　　竹森 志穂　　伊藤 智恵子　　樋川 牧

日本看護協会出版会

はじめに

その人らしく生ききるための支援

　人はみんな死ぬ。長い人生もあれば、短い人生もある。充実感に満ちた人生もあれば、無念な最期を迎える場合もある。だが、もし、死に対する心の準備をする時間があるならば、その時間を充実させ、納得のいく最期を迎えたいというのは誰もが望むところであろう。

　人が死を迎える場所はさまざまであるが、看護師の死へのかかわり方は、救命・治療優先が原則である「医療の場」と、人生を最期まで豊かに送るための支援を主眼とした「生活の場」では、かなり違う。本書は、最期まで、病院ではなく自宅など「生活の場」で過ごしたいと望む人が、その人らしく生ききることを、看護の立場から支援することについてまとめたものである。

新たな視点を取り入れた看取りのガイド

　2006年に日本看護協会出版会より『在宅での看取りのケア——家族支援を中心に』を刊行してから、早10年の歳月が流れた。この10年間で、日本社会は、多死社会に突入、地域包括ケアシステムの構築、「死」に関する意識の変化、新たな看取りの場の登場など、「死」を取り巻く状況が大きく変化した。

　そこで本書は、前述の本をもとに、基本となる「在宅での看取り」に加えて、「さまざまな生活の場での看取り」も視野に入れ、内容をさらに充実・発展させた。現在では、「生活の場」には、自宅だけでなく、特別養護老人ホームや有料老人ホーム、看護小規模多機能型居宅介護、ホームホスピス、グループホームなどが含まれる。また、それらの利用の仕方も「入居」「通所」「宿泊」など幅広い。在宅での看取りのケアを基本としながら、さまざまな場ごとのケアの特徴が概観できる構成になっている。

本書の特徴

●執筆者は現場の看護師

　日々、多様な場で看取りのケアを実践している看護師が議論を重ね、内容をまとめた。「在宅での看取り」をベースにしているため、ケアの主体は訪問看護師となっているが、さまざまな看取りの場にかかわる看護師の立場で、適宜読み替えていただきたい。

- **家族や介護職など、療養者の周囲の人たちへの働きかけを重視**
　看取りのケアにおいては、療養者本人へのかかわりと同様に、家族への働きかけや介護職等との協働が重要となる。本書では、そうした周囲の人たちへの支援を中心に述べている。なお、「家族」のとらえ方はさまざまであるため、ケースによっては血縁関係者に限定せず、本人を支える友人や近所の人、ボランティアなどを含めてもよいと考える。
- **臨死期の経過に沿って看取りのポイントを解説**
　人生の最期の大切な時期をその人らしく過ごせるように、あるいは家族など周囲の人たちが悔いなく伴走できるように、どのような支援をしたらよいのか、具体的に解説した。
- **豊富な「声かけ例」「エピソード」「事例」**
　家族への具体的な声かけ例をたくさん盛り込み、初心者でも使いやすいように工夫した。また、現場のリアルなエピソードが、理解を深めるのに役立つだろう。ときには、うまくかかわれずに心残りとなるケースもあるが、そうした経験から学べることは多い。本書ではあえて反省事例も紹介したので、反面教師として活用してほしい。

＊

看取りのケアで大切にしたいことは、
- 本人らしい最期の迎え方（＝主体性）を支援する
- 家族をはじめとする周囲の人たちが、満足感や達成感を得られるように支援する
- 多職種と連携し、看護師自身も納得がいくケアをする

ということである。本書はこの考え方を基礎として、よりよいケアが実践できるよう具体的に解説した。これからの「看取りのケア」を担う看護師の皆さんには、基礎知識から実践までを網羅したガイドとして、折にふれ本書を活用していただければ幸いである。

2016年4月
執筆者を代表して
宮崎和加子

●もくじ●

はじめに ………………………………………………………………………………………… ii

I 基礎知識

- **1** 「看取り」について考える ……………………………………………… 2
- **2** 看取りのケアとは ……………………………………………………… 6
- **3** さまざまな看取りの場 ………………………………………………… 11
- **4** 看取りにかかわる職種や地域の人々 …………………………………… 14
- **5** 退院時の連携・看護 …………………………………………………… 18
- **6** 生活を豊かに送るための支援 ………………………………………… 22
- **7** 家族のとらえ方 ………………………………………………………… 27
- **8** 意思決定支援について ………………………………………………… 31

II 在宅での看取り

◆ 数日以内の死が予測されるとき

- STEP 1　死が"近づいてきている"と判断する ……………………………… 40
- STEP 2　主治医から家族に「説明」してもらう
  - 2-1：家族の理解を確認して主治医に連絡する ……………………… 43
  - 2-2：主治医から家族に「説明」してもらう ………………………… 47
- STEP 3　看護師が家族と話し合う
  - 3-1：話し合う前に知っておきたいこと ……………………………… 50
  - 3-2：療養者と家族の意思を確認する ………………………………… 55
  - 3-3：会いたい人/会わせたい人に会うように促す …………………… 59
  - 3-4：予測される身体的変化を説明する ……………………………… 62
  - 3-5：起こり得る事態を説明する ……………………………………… 66
  - 3-6：看取りに向けて準備することを説明する ……………………… 70

◆ 24時間以内の死が予測されるとき

STEP 4 死が"間近に迫っている"と判断する …………………………… 75
STEP 5 看護師が家族と話し合う
    5-1：予測される身体的変化を説明する ……………………………… 77
    5-2：最期に家族ができることを説明する …………………………… 81
    5-3：すること/してはいけないことを説明する …………………… 83
    5-4：死亡確認の意味と実際を説明する ……………………………… 85
    5-5：死亡後の手続きなどを説明する ………………………………… 88

◆ 亡くなったとき

STEP 6 主治医の死亡確認をサポートする …………………………………… 91
STEP 7 家族に最期のお別れをすることを促す ………………………………… 93
STEP 8 死後のケアを行う
    8-1：家族にねぎらいの言葉をかける ………………………………… 95
    8-2：始める前の確認事項 ……………………………………………… 97
    8-3：ケアするうえでの留意点 ………………………………………… 100
    8-4：フェイスケアを行うときの留意点 ……………………………… 103
    8-5：心の込もった挨拶をして退去する ……………………………… 105
STEP 9 グリーフケアを行う ……………………………………………………… 107

在宅での看取りの事例

事例1　「ありがとうは最期に言うよ」
　　　　〜在宅看取りに不安を覚える家族をサポートし、
　　　　　臨機応変に対応した事例〜 ………………………………………………109

事例2　「おばあちゃんも幸せだったけれど、みていた私たちも幸せでした」
　　　　〜家族それぞれの揺れる思いを受け止め、
　　　　　意見の一致へと導いた事例〜 ……………………………………………112

事例3　「息子が心配だから入院はしない」
　　　　〜最期まで母としての役割を全うしたいという気持ちを支援した事例〜 ………115

事例4　「家族全員で見送れて本当によかった」
　　　　〜迷い続けながら自宅で看取りをした家族への支援事例〜 …………………118

Ⅲ さまざまな生活の場での看取り

1　さまざまな生活の場での看取り …………………………………………122

2　看多機での看取りのポイント ………………………………………………125

看多機での看取りの事例

- **事例5**　「父の死に目には会えなかったので、母は自分が看取ってやりたい」
  〜看多機のサービスを活用しながら看取りを行った事例〜 ………………128
- **事例6**　「看多機があったから、最期までみることができました」
  〜看多機で家族をサポートするも、スタッフ間の情報共有に
  　反省の残った事例〜 ……………………………………………………………131

3　ホームホスピスでの看取りのポイント ……………………………………133

ホームホスピスでの看取りの事例

- **事例7**　「最期まで二人で過ごしたい」〜要介護の老夫婦でも安全・安心に
  二人のペースで暮らせるようサポートした事例〜 ……………………………136
- **事例8**　「食べたいものを食べて、トイレで排泄したい」
  〜最期まで自分らしく生ききることを支援した事例〜 ……………………138
- **事例9**　「病院に行くのは死ぬとき」
  〜最期までの時間をどこでどのように過ごすのがよかったのか、
  　介入度合いを考えさせられた事例〜 ……………………………………140

4　グループホームでの看取りのポイント ……………………………………142

グループホームでの看取りの事例

- **事例10**　「グループホームで可能な対応のみで、最期まで過ごさせたい」
  〜認知症のため意思確認できない療養者への医療提供について
  　悩んだ事例〜 ……………………………………………………………………145
- **事例11**　「もうグループホームが母の家になっていると思います。
  ここで最期を迎えたほうが嬉しいはず」
  〜人工栄養を選択せず看取った事例〜 …………………………………………148

5　特養での看取りのポイント …………………………………………………150

特養での看取りの事例

- **事例12**　「病院じゃなくて特養で、自然な形で最期を迎えさせてあげたい」
  〜本人の希望を汲み、特養での自然な看取りをサポートした事例〜 ………153

巻末付録：看取りのパンフレット〈例〉 ……………………………………………155

さくいん ………………………………………………………………………………160

I
基礎知識

1 「看取り」について考える
2 看取りのケアとは
3 さまざまな看取りの場
4 看取りにかかわる職種や地域の人々
5 退院時の連携・看護
6 生活を豊かに送るための支援
7 家族のとらえ方
8 意思決定支援について

1 「看取り」について考える

1. 地域で看取るということ

　「地域で看取る」あるいは「生活の場で看取る」という表現は、近年多く使われるようになってきた。少し前までは、「病院か在宅か」「病院か施設か」の二者択一で語られており、"医療の場"と"生活の場"は切り離して考えられていたが、今日では、従来の病院、在宅、施設に加えて、いわゆる「第4の居場所・看取りの場」と呼ばれる場やサービスが登場したことにより、在宅だけにとどまらない多様な「生活の場」が生まれた。具体的には、有料老人ホーム、グループホーム、サービス付き高齢者向け住宅（サ高住）、看護小規模多機能型居宅介護（看多機）、ホームホスピスなどである。これらの場やサービスを利用すれば、地域の中で暮らしながら医療と介護の両方を受け、最期まで過ごすことが可能になってきた。すなわち、「地域で看取る」といった場合には、医療の場と生活の場の連携の中で看取る、「医療と介護の結合」という幅広い概念を指すようになってきたのである。

　これらの考え方の基盤になっているのが、2013年に発表された社会保障制度改革国民会議の報告書[1]である。報告書では「高齢化の進展により、疾病構造の変化を通じ、必要とされる医療の内容は、『病院完結型』から、地域全体で治し、支える『地域完結型』に変わらざるを得ない」と述べられており、病院のみで治療するのではなく、病院を含めた地域全体で医療と看護・介護ケアを提供するしくみを早急に構築することの重要性が示されている。

　このように超高齢社会・多死社会に突入した日本では、看取りの時期が近くなっても住み慣れた地域の中で暮らし続けることを可能とし、さらに本人が希望する生き方をサポートできる社会へと、急速に変化することを求められているのである。

2. 日本人の意識の変化

「看取りの場」の多様化に伴い、日本人の「死に方」「看取り方」に関する意識も多様化してきている。

戦後、高度経済成長を経た日本では、「死」の話題は避ける傾向が強く、「長く生きること」に重点をおく価値観が主流であった。そのため、医師は少しでも長く患者が生きられるように延命治療を施してきた。

しかし近年になって、「終活」という言葉が流行語にもなるほど、「自分なりに考えて自分らしく死ぬ」という価値観が急速に浸透してきた。著名人が「死ぬときぐらい自由にさせてほしい」といったメッセージを発信するなど、「死」について積極的に考える土壌が育まれつつある。自分が最期までどのように生きたいか、自ら考え選択することが大切だという認識が日本人の中に広がっているのだ。

同時に、従来行われてきた胃ろうなどのチューブ栄養に代表される延命治療についても見直す機運が高まっている。日本老年医学会が人工的水分・栄養補給の導入にあたってのガイドライン[2]を策定するなど、療養者にとって本当に必要なのか吟味することが強く求められるようになってきた。医療の選択の場面では、とかく医療従事者が先導してしまいがちだが、そうではなく、患者自身が選択できるようサポートすることが医療従事者の本来の役目ではないだろうか。内閣府が実施した延命治療に対する意識調査によると「延命のみを目的とした医療は行わず、自然にまかせてほしい」という回答が91％にも上っている[3]。医師自らが延命治療の是非について疑問を投げかける書籍[4,5]もあり、看取り間際の医療については、医療従事者が今一度考え直さなければならない大きな課題となっている。

3. どこで誰のケアを受け、そして死にたいか

日本人の死亡場所の推移をみると、1977年を境に病院死が増加、在宅死は減少している（図1）。「在宅で看取る」という言葉がかなり浸透してきたとはいえ、日本での在宅死亡率は依然13％前後に留まり、8割近くの人は病院で亡くなっているのが現状だ[6]。

一方で、「どこで誰のケアを受け、そして死にたいか」を問うアンケートでは、「自宅あるいは高齢者住宅等に住み替えて（生活の場で）介護を受けたい」「自宅で最期を迎えたい」という答えが過半数を占める[3,7]。しかし、最期まで自宅で過ごしたいという希望がありながらも、結局は「家族に負担

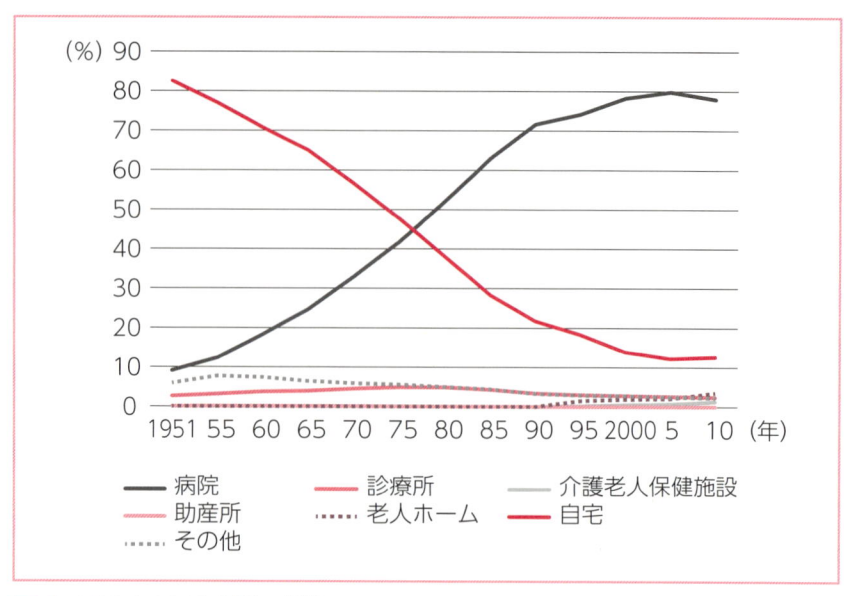

図1　日本人の死亡場所の推移

（文献6をもとに作成）

をかけたくない」「自宅では緊急時にすぐ対応してもらえるのか不安だ」といった理由で、自宅での看取りに踏み切れない人も多い[8]。

　在宅死亡率は、「自宅で最期まで過ごしたい」と希望する人をサポートする環境が整っているかどうかの指標ととらえることができる。実際に、訪問看護ステーションがかかわった事例の在宅死亡率は56.3％であり[9]、在宅での看取りにおいて訪問看護師の果たす役割は大きいことがわかる。ただし、残念ながら、現状ではこの在宅死亡率には地域の資源や価値観によって格差がある。日本のどこに住んでいても、自分の希望する最期を迎えられるように、地域包括ケアシステムをはじめとする体制の構築が望まれる。

　欧米では地域で看取るための体制が早くから整っており、オランダでは63.5％、スウェーデンでは51％、フランスでは35％が自宅もしくはナーシングケア付き住宅で亡くなっている[10]。日本社会で急速に広まる多様な生き方・死に方を考えるきっかけとして、海外の状況も視野に入れておく必要があるだろう。

4. 在宅ケアのプロとしての訪問看護師の役割

　「地域で看取る」ためには、地域の「生活支援力」を高めなければならない。生活支援力は、看護職と介護職の量と質で決まるといっても過言ではない。地域で看取るには、医療と看護、介護を含めた生活全般に責任をもたな

ければならない中で、訪問看護師には在宅ケアのプロとして大きな期待が寄せられている。看取りにおいて、訪問看護師に求められる役割を下記に示す。

> 「地域で看取る」際に訪問看護師に期待される役割
> ①症状マネジメントの支援
> ②介護職と連携した日常生活の援助
> ③家族のケア
> ④チームのコーディネイト
> ⑤ケアマネジメント
> ⑥人生を自分らしく生ききることへの支援

ただ死を待つばかりのケアではなく、いかに最期までその人らしく生ききるための支援ができるか、それが地域において、訪問看護師に最も求められている役割なのである。

[引用・参考文献]
1) 社会保障制度改革国民会議：社会保障制度改革国民会議報告書（概要）〜確かな社会保障を将来世代に伝えるための道筋〜, 社会保障制度改革国民会議, p.6, 2013.
 <https://www.kantei.go.jp/jp/singi/kokuminkaigi/pdf/houkokusyo_gaiyou.pdf>
2) 日本老年医学会：高齢者ケアの意思決定プロセスに関するガイドライン 人工的水分・栄養補給の導入を中心として, 2012.
 <http://www.jpn-geriat-soc.or.jp/info/topics/pdf/jgs_ahn_gl_2012.pdf>
3) 内閣府：高齢者の健康に関する意識調査結果（概要版), 2012.
 <http://www8.cao.go.jp/kourei/ishiki/h24/sougou/gaiyo/>
4) 石飛幸三：「平穏死」のすすめ, 講談社, 2013.
5) 中村仁一：大往生したけりゃ医療とかかわるな, 幻冬舎, 2012.
6) 厚生労働省：平成22年 人口動態統計 死亡の場所別にみた死亡数・構成割合の年次推移, 2010.
 <http://www.mhlw.go.jp/toukei/saikin/hw/jinkou/suii10/dl/s03.pdf>
7) 内閣府：介護保険制度に関する世論調査, 2010.
 <http://survey.gov-online.go.jp/h22/h22-kaigohoken/index.html>
8) 厚生労働省：終末期医療に関する調査, 2008.
 <http://www.mhlw.go.jp/shingi/2008/10/dl/s1027-12e.pdf>
9) 全国訪問看護事業協会：訪問看護の質の確保と安全なサービス提供に関する調査研究事業〜訪問看護ステーションのサービス提供体制に着目して〜報告書, p.109, 2014.
 <https://www.zenhokan.or.jp/pdf/surveillance/h25-1.pdf>
10) 医療経済研究機構：要介護高齢者の終末期における医療に関する研究報告書, Monthly IHEP, 2002年10月号, 2002.

2 看取りのケアとは

1. 看取りのケアを取り巻く用語

　高齢化や疾患構造の変化などの社会背景によって、看取りのケアを取り巻く用語にもさまざまなものが用いられるようになった。ここでは、よく目にする用語の違いをみておきたい。

1)「終末期・ターミナル期」とは

　「終末期・ターミナル期」には世界共通の定義はなく、さまざまな考え方がある。主要なものを取り上げると、ヨーロッパ緩和ケア協議会（European Association for Palliative Care；EAPC）では「病状の最終ステージで生命の危機に瀕している状態、数日で亡くなる可能性がある状態」[1]と定義している。

　アメリカ国立衛生研究所（National Institutes of Health；NIH）は「終末期やその移行期には明確な定義を提供するエビデンスはない。時間枠で決定するべきではない」[2]との考え方を示している。

　日本学術会議臨床医学委員会終末期医療分科会は、「終末期」を疾病や患者の状態によって3つのタイプ「①救急医療等における急性型終末期　②がん等の亜急性型終末期　③高齢者等の慢性型終末期」に大別したうえで、②の生命予後については「半年あるいは半年以内」としている[3]。

　全日本病院協会は「終末期医療に関するガイドライン」[4]の中で、「終末期」とは次の3条件を満たす場合を指すとして「①医師が客観的な情報を基に、治療により病気の回復が期待できないと判断すること　②患者が意識や判断力を失った場合を除き、患者・家族・医師・看護師等の関係者が納得すること　③患者・家族・医師・看護師等の関係者が死を予測し対応を考えること」と明記している。

また、日本老年医学会は「病状が不可逆的かつ進行性で、その時代に可能な限りの治療によっても病状の好転や進行の阻止が期待できなくなり、近い将来の死が不可避となった状態」[5]と定義している。

2)「ターミナルケア」とは

「ターミナルケア」とは1950年代からアメリカやイギリスで提唱された考え方である[6]。それまでは、予後不良の患者に対しても延命治療を継続することが一般的であったが、積極的な治療効果が望めない場合は、全人的なケアに主眼をおいた終末期の治療へと切り替えるという考え方が生まれた。

聖クリストファー・ホスピスの創設者シシリー・ソンダースは、「ターミナルケアとは、死が確実に接近し、それがあまり遠くないと感じられる患者で治療方法をとらない方向に医療体制が向いており、症状を軽くさせ、患者と家族の両方を支えようとするようになった時のケアである」[7]と定義している。

日野原重明氏は著作の中で「医師が『もうこれは治らない病気で、あと数週間しかもたない、あるいは近々に亡くなるであろう』と判断すると同時に、家族もまた、『もうこれはとても助からない状態だ』と納得し、そして家族と医師・看護師などの専門家とが協力し合って最期のケアに当たっている状態」[8]と述べている。

ちなみに、terminalという語を英語の辞書で引くと「終わりの、末期の」という訳語が当てられており、これは、「境界」という意味をもつラテン語のterminus（テルミヌス）に由来するという。

3)「緩和ケア」とは

「緩和ケア」は1970年代からカナダで提唱された考え方で、国や社会の違いを超えて人の死に向かう過程に焦点をあて、積極的なケアを提供することを主張するものである[6]。

世界保健機関（WHO）は「緩和ケアとは、生命を脅かす疾患による問題に直面している患者とその家族に対して、痛みやその他の身体的問題、心理社会的問題、スピリチュアルな問題を早期に発見し、的確なアセスメントと対処（治療・処置）を行うことによって、苦しみを予防し、和らげることで、クオリティ・オブ・ライフ（QOL）を改善するアプローチである」[9]と定義している。

4)「エンド・オブ・ライフケア」とは

　比較的新しい言葉として「エンド・オブ・ライフケア」も使われるようになってきている。東京女子医科大学看護学部　長江弘子氏らは、「診断名、健康状態、年齢にかかわらず、差し迫った死、あるいはいつかは来る死について考える人が、生が終わる時まで最善の生を生きることができるように支援することである」[10]と定義した。さらに「エンド・オブ・ライフケアは終末期ケアや緩和ケアの代替用語ではない。老いや病を抱えながら地域社会で生活し続ける人々の暮らし方、家族との関係性や生や死に関する価値観、社会規範や文化とも関連した新たな生き方の探求であり、新たな医療提供のあり方の創造ともいえる」[10]とあるとおり、在宅を含む地域での看取りにおいても重要な考え方の一つとなっている。

5)「終末期医療」から「人生の最終段階における医療」へ

　2015年に厚生労働省は、それまで「終末期医療」と記していたものを「人生の最終段階における医療」[11]と表記することを決めた。これは、「最期まで尊厳を尊重した人間の生き方に着目した医療を目指すことが重要である」との考え方に基づくものとされている。

*

　このように、従来のターミナルケア、緩和ケアとは、死期が近い人を対象としてきたが、近年では、それだけではなく「いつかは来る死」を考えながら、よりよく生きることに焦点をあてるようになっている。また、がんなどの疾患だけでなく、非がん疾患や高齢者の虚弱な状態も対象と考え、さまざまな介入によって生活の質・生き方の質（QOL）を高めるアプローチが重要視されるようになり、「終末期」という表現ではなく「人生の最終段階」と表されるようになった。つまり、人生を最期までより自分らしく生ききること、それを支えるための医療やケアのあり方が問われているのである。

　本書では、人生の最終段階にある人とその家族を支えるためのケアに焦点をあて、その中でも死期が近い人とその家族への支援を中心とするため、「看取りのケア」という言葉を用いる。

2. 看取りのケアの流れ

　病状や老衰により、死が遠くないと考えられる状況において、看護師は療養者の身体的変化に応じて支援を行う。ここでは在宅での看取りを想定し、

療養者の死が近づいた時期を次のように区切って、それぞれについて概説する。

在宅ケアの開始期	療養者も家族も不安定な時期。看護計画を立て、病院やケアチームとの連携を図る。
病状維持（安定）期	身体機能の低下がみられ、死に向かっていることが意識されるが、まだ死期の予測はできない時期。数カ月〜数年の期間がある。
病状悪化期	予後が数週間程度と判断される時期
臨死期	予後が数日〜24時間以内と判断される時期
死別期	死亡時とその後の時期

1）在宅ケアの開始期

　在宅ケアを希望しているが、果たしてそれでよいのか、そして本当にやっていけるのだろうかと本人も家族も不安になる時期である。看護師は面接から病状や精神面の情報を得ることになるが、状況によっては、先に家族と面接し、その後本人の話をきく。そして訪問看護の役割、ケアチームの紹介と連携について説明する。退院準備の場合には、入院している病院からも情報収集を行い、訪問看護計画を立てておく。

　実際に在宅療養生活が開始されても、最初は何かと落ち着かないものである。療養者と家族からよく話をきき、少しでも不安が解消されるようアドバイスを行う。同時に本人だけでなく家族の精神面のケアにもあたる。

2）病状維持（安定）期

　在宅療養生活にも慣れ、病状も比較的安定している時期である。悔いのない充実した生活が送れるよう、本人と家族の希望をききながらケアにあたっていく。また、家族がケアを主体的にとらえられるようにも配慮する。そして死を受容できるよう、本人と家族に対し死の準備教育もしていくことになる。

3）病状悪化期・臨死期

　いよいよ死に向かい、病状が不安定になる時期である。家族が「このまま在宅でよいのだろうか」と動揺することもある。予測される症状を説明し、落ち着いて最期までケアが行えるよう支援する。また、最期に悔いが残らないよう、本人と家族の希望を尊重しながらケアにあたる。

4) 死別期

別れの時期である。まず、今まで頑張って在宅で介護にあたってきた家族をねぎらう。そして、できれば家族と一緒に死後のケアを行う。1～2週間ほどしてから改めて訪問し、家族の話をきくなどのグリーフケアを行うこともある。

[引用・参考文献]
1) Radbrunch L., Payne S.：White Paper on standards and norms for hospice and palliative care in Europe：part 1, European Journal of Palliative Care, 16(6), p.278-289, 2009.
2) National Institutes of Health：National Institutes of Health State-of-the-Science Conference Statement on Improving End-of-Life Care, December 6-8, 2004.
   〈https://consensus.nih.gov/2004/2004endoflifecaresos024html.htm〉
3) 日本学術会議臨床医学委員会終末期医療分科会：対外報告 終末期医療のあり方について―亜急性型の終末期について―，2008.
   〈http://www.scj.go.jp/ja/info/kohyo/pdf/kohyo-20-t51-2.pdf〉
4) 全日本病院協会終末期医療に関するガイドライン策定検討会：終末期医療に関するガイドライン～よりよい終末期を迎えるために～，2009.
   〈http://www.ajha.or.jp/topics/info/pdf/2009/090618.pdf〉
5) 日本老年医学会：「高齢者の終末期の医療およびケア」に関する日本老年医学会の「立場表明」2012，2012.
   〈http://www.jpn-geriat-soc.or.jp/proposal/pdf/jgs-tachiba2012.pdf〉
6) 日本ホスピス緩和ケア協会：ホスピス緩和ケアの歴史と定義，日本ホスピス緩和ケア協会ホームページ，日本ホスピス緩和ケア協会，2010.
   〈http://www.hpcj.org/what/definition.html〉
7) Cicely M. Saunders：The Management of Terminal Disease, Edward Arnold, London, 1978.
8) 日野原重明：ターミナルケア，日本内科学会雑誌，85(12), p.1-2, 1996.
9) World Health Organization：WHO Definition of Palliative Care, WHOホームページ，2002.
   〈http://www.who.int/cancer/palliative/definition/en/〉
10) 長江弘子：看護実践にいかすエンド・オブ・ライフケア，日本看護協会出版会，p.7, 2014.
11) 厚生労働省：「"人生の最終段階における医療"の決定プロセスに関するガイドライン」リーフレット，2015.
    〈http://www.mhlw.go.jp/file/06-Seisakujouhou-10800000-Iseikyoku/0000078983.pdf〉

※なお、文献1、2、7、9については、長江弘子：看護実践にいかす エンド・オブ・ライフケア，日本看護協会出版会，p.3-5, 2014. より長江氏の訳文を引用した。

3 さまざまな看取りの場

　2005年以降、日本では死亡数が出生数を上回り、人口は減り続けている。そして、2040年にはわが国の死亡数はピークに達すると予測されている。「団塊の世代」と呼ばれる第1次ベビーブームの世代は、2016年現在、介護保険の第1号被保険者（65歳〜）となっており、さらに2025年には、後期高齢者（75歳〜）となる。いわゆる「2025年問題」とは、彼ら団塊の世代に介護が必要となり、日本人の5人に1人が75歳以上となる超高齢社会を表している。

　厚生労働省は、増加する看取りの受け皿として、医療機関の病床増ではなく、在宅や介護施設等での看取りを増やすことで対応していく方針を明確にしている。そして近年の診療報酬・介護報酬改定においては、在宅や介護施設での看取りの実施を報酬面で評価するようになっているのである。

1. 看取りの場の実情

　実際には、現在の日本人はどこで最期を迎えているのか。厚生労働省「人口動態調査」[1]によれば、2014年に亡くなった人の死亡場所としては、病院・診療所が77.3％と大半を占めている。それ以外では、自宅が12.8％、老人ホームが5.8％、介護老人保健施設が2.0％などと続くが、いずれも少数にとどまっている。

　しかし多死時代を迎えるにあたり、これからは病院だけでなく、地域の多様な生活の場での看取りが必要になってくる。看取りの受け皿としてどのような場があるのだろうか。

2. さまざまな看取りの場

1) 自宅

　地域における看取りの場として第1に挙げられるのは「自宅」である。病院での看取りとの違いは、日常生活から切り離されるのではなく、訪問看護や訪問介護を利用しながら、生活の場でそのまま看取れる点である。しかし、医療や介護の専門職が常時いるわけではないため、ケアの中心を担う訪問看護師には、療養者や家族を支えるために医師と連携を図り、ケアマネジャーとともにサービスを調整することが求められる。

2) 看多機

　在宅療養の発展形として、2012年度に制度化された「看護小規模多機能型居宅介護（看多機）」のサービスがある。看取りまでの期間が長期にわたると家族の負担が大きくなり、それが療養者にとっても負担になる。そのような場合に看多機のサービスを利用することで、自宅で最期を迎えるのか、宿泊（泊まり）で最期を迎えるのか選択できるというメリットがある。同じ看護師や介護職が、自宅でも看多機の通所・宿泊先でもケアにあたれるという安心感があり、今後の看取りに必要なサービスとして期待されている。厚生労働省の平成26年介護サービス施設・事業所調査によれば、全国の事業所数は164カ所（以下のデータも同調査より）。看多機での看取りについてはp.125を参照されたい。

3) グループホーム、特養

　高齢者の生活の場としては、「グループホーム」「特別養護老人ホーム（特養）」等がある。こうした場で看取る際のメリットは、それまで長く生活支援にあたっていたスタッフがそのまま看取りの支援にも入ることができる点である。医療専門職の配置についてはさまざまな状況があるため、ケアの中心を担う介護職を看護師が支援するという役割が重要になる。グループホーム（1万2497カ所）での看取りについてはp.142を、特養（約7249カ所）での看取りについてはp.150を参照してほしい。

4) ホームホスピス

　新しい看取りの場として、自宅ではないもう一つの家である「ホームホスピス」が登場した。一般住宅等を活用した、自宅に近い雰囲気の中で、訪問

看護や外部からのサービスを受けながら最期まで過ごすことができる場所である。介護保険制度下のサービスではなく、2016年時点で全国に十数カ所開設されている。ホームホスピスでの看取りについてはp.133を参照のこと。

5) その他

　上記以外にも、有料老人ホーム、サービス付き高齢者向け住宅（サ高住）、ナーシングホームといった生活の場や、小規模多機能型居宅介護（小多機）を利用した看取りも増えてきている。選択肢の一つとして覚えておくとよいだろう。詳細については、「資料：さまざまな生活の場と、看取りを支える主なサービス」（p.124）を参照してほしい。

＊

　今後求められるのは、私たち日本人が看取りについて具体的なイメージをもち、多様な選択肢の理解を深めていくことだろう。治療の場である病院と比較して、生活の場ではどこまでの治療や医療的ケアが可能であり、どのような看取りの形があり得るのかを医療専門職が示し、それを受けて選択できるようになっていくことが必要である。

[引用・参考文献]
1) 厚生労働省：平成26年 人口動態統計調査 死亡の場所別にみた年次別死亡数百分率, 2015.
　　＜http://www.e-stat.go.jp/SG1/estat/List.do?lid=000001108740＞

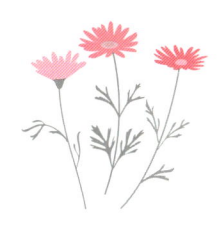

4 看取りにかかわる職種や地域の人々

　看取りのケアは、単独の職種では成立しない。さまざまな職種や人が相互にかかわり合いながら役割を果たし、協力していくことではじめて看取りのケアが可能となる。ここでは、生活の場での看取りに深くかかわる職種や人々について、その役割や特徴をまとめる。

　なお、看取りのケアにおいて重要な役割を担う「家族」については、別項（p.27）で取り上げる。

1. 看護師

●訪問看護師

　訪問看護師は、在宅での看取りにおいて中心的な役割を担う。医師と二人三脚で医療ケアを提供するとともに、医療・看護の知識に基づいた日常的な生活支援も行う。また、家族も含めて療養者の周辺の環境を整えコーディネートしていく役割を果たし、最期までその人らしく過ごすことができるようにサポートする。ケアマネジャーを含めた在宅ケアチームのイニシアチブをとることも多い。

●病棟看護師

　病棟看護師は、在宅療養を希望する患者がスムーズに退院するための役割を担う。退院後に訪問診療や訪問看護等を利用できるよう手配するほか、一般的な退院指導だけでなく、医師が説明した内容やその理解度、キーパーソンの存在、療養生活の希望を把握して、訪問看護師やケアマネジャー等に情報提供を行う。そのため病棟看護師には、在宅での療養生活を容易にイメージできることが求められる。介護保険制度やケアマネジャーの役割はもちろん、訪問看護の制度や訪問看護師の実践内容を理解しておくことも必須である。

● **外来看護師**

外来看護師は、外来通院している患者がどこで療養生活を送り、そしてどのように最期を迎えたいと思っているのかを把握することが求められる。希望に応じて、場合によっては早めに訪問看護師につなぐなどの調整が必要となる。

● **施設看護師**

施設の看護師は、直接的に療養者のケアにあたるだけでなく、ケアの大部分を担う介護職に対して、看取りに関する助言や指導を行う必要がある。具体的には、看取りの過程についての教育、苦痛緩和の方法、何より、死は特別なことではなく人間の成長過程の終着点なのだと理解してもらうことが重要である。また、療養者の家族との関係づくりや支援も大切な仕事である。

2. 医師

● **主治医**

主治医は、状態確認・症状コントロール・看取り・死亡確認のすべてのプロセスで必要不可欠であり、医療面において中心的な存在である。在宅看取りの場合、主治医が地域の病院・診療所などの医師の場合もあれば、大病院の医師の場合もある。在宅療養では、ほとんどの場合、終末期には通院が困難になるので、往診・訪問診療が可能な主治医が欠かせない。また、看取りの際には、死亡確認をし、死亡診断書（p.85 参照）を記載する必要があるため、休日や夜間でも対応できることが求められる。

主治医には、療養者の苦痛を最小限に抑えるという重要な職務があるほか、患者と人生観を共有し心の支えとなることも多い。

● **入院時の主治医**

入院時の主治医は、病院から在宅療養に移行する患者に関して、在宅での主治医と連携する役割を担う。また、在宅療養中に再度入院治療が必要になった場合にも連携を行う。

3. ケアマネジャー（介護支援専門員）

ケアマネジャーは、要介護認定を受け介護保険サービスを利用する人のケア計画を立案する、在宅ケア計画の要となる存在である。依頼を受けたら療養者の状態を確認・アセスメントし、療養者の希望を踏まえながら専門的な立場で適切なサービスを提案する。介護保険内に位置づけられるサービス

は、ほとんどの場合、ケアマネジャーを通して計画に組み込まれ、ケアマネジャーはサービスを提供する事業所・職種間の調整を行う。

4. 介護職

終末期には、食事づくりや洗濯、掃除などの家事援助と、身体的なケアを日常的に行う人が必要となる。在宅療養の場合は、家族がその役割を担うことが多いが、家族が就労しており日中留守にする場合や老老介護の場合、独居の療養者の場合には、さまざまな援助を介護職に委ねることになる。たとえ家族が常時いたとしても介護職に援助を求めることは多い。また、施設に入居している療養者に対し、日常的な援助を行っているのは介護職である。

介護職は、生活の延長として看取りができるように、その人らしく最期まで過ごすための支援を行う。日々の暮らしの中で長い時間をともに過ごしているため、療養者にとって精神的な支えになっていることも多い。療養者に関する重要な情報をもっていることもあり、よりよい看取りのケアを行ううえでキーパーソンとなる場合もある。

5. 薬剤師

終末期には、薬剤が処方される頻度が高くなる。特にがんの場合は、苦痛を緩和するために麻薬を含む薬剤が処方されることも多い。さらに、使用量や服用形態の変更も頻回に起こるため、服用方法や量、管理の方法を主治医と薬剤師、看護師とで相談しながら調整する必要がある。

6. リハビリテーション専門職
(理学療法士 PT・作業療法士 OT・言語聴覚士 ST など)

終末期には、自由に身体が動かせない、姿勢の保持が難しい、症状が強くて苦痛があるなどの問題が現れる。その際には、リハビリテーション専門職と看護師や介護職が協力して、ポジショニングやシーティング、リラクセーション等のアプローチを行い、症状緩和に努める必要がある。また本人の希望を叶えるための手段(福祉用具の活用等も含めて)を検討することも、ともに行う。

7. さまざまな相談員

　地域で療養する人にとって、最初の相談窓口となることが多い。地域包括支援センターや保健所、社会福祉協議会などの相談員には、保健師・社会福祉士・介護福祉士・理学療法士等のベースとなる職種があり、それぞれの専門知識を活かしつつ、在宅療養における相談に応じている。家族が訪問看護ステーションより先に相談を持ちかけ、そこからの紹介で訪問看護師に依頼が来ることも多い。

8. サービス事業者

　訪問入浴サービス事業者や福祉用具レンタル事業者などがある。訪問入浴は浴槽を持参して自宅を訪問し、入浴介助を行う。終末期であっても、医師や看護師と連携をとりながら安全に入浴介助を行うことができる。福祉用具レンタル事業者は、介護ベッドやエアマットレスなど介護に必要な物品のレンタルを行う。また、福祉用具の販売も行っている。医療・衛生材料、酸素などを取り扱う事業者もあり、必要な物品を自宅まで届けてくれる。

9. 近隣住民・友人・ボランティア

　自宅など生活の場で終末期を過ごす人にとって、公的なサービスや専門職の援助だけではなく、近隣住民や友人など、その人がそれまで生きてきた中で大切に思っている人々の存在は大きい。ケア提供者はその人たちと一緒になって、療養者が生ききることを支えるケアを行うことが重要である。また、在宅での看取りに特化したボランティアの養成なども行われており、今後はボランティアが力を発揮することが期待されている。

5 退院時の連携・看護

　入院していた患者が、さまざまな障害や病気を抱えながらも退院して在宅療養を始める際には、在宅ケアチームと病院との連携が必須である。特にがん末期の場合、さまざまな疼痛や症状があることで退院する本人も家族も大きな不安がある。退院前から訪問看護師がかかわり、安心して在宅療養に移行できるような援助が求められる。
　ここでは、退院時に必要な連携・看護を、訪問看護師の視点でまとめた。

1. 療養者と家族の不安への対応

　入院中は医師や看護師に一任していたことも、在宅療養となると、かなりの部分を自分たちで決めなければならなくなる。何らかの症状が現れたときの判断や対応の仕方、困ったときにどこに頼ればよいのか、緊急時にはどのようにすればよいのかなど、療養者と家族の不安は尽きない。
　退院後も主治医や訪問看護師などのケア提供者が支えていくこと、緊急対応をきちんと行うことなどを伝えておき、できるだけ安心して退院できるよう配慮する。そしてこのアプローチを信頼関係を築く一歩とする。

2. 主治医の変更

　退院後、しばらくは問題ないとしても、病状の進行によって、いずれ通院ができなくなるときがくる。また、最終的には在宅で死亡確認をしてもらう必要があるため、定期的あるいは必要なときに訪問診療や往診が可能な医師を確保しておくことは、在宅での看取りには欠かせない。しかし、病院の主治医から地域の主治医へと変更することは、療養者本人や家族にとって勇気のいることである。よくきかれる不安としては、下記のようなことが挙げら

れる。
- これまでよくしてくれた医師に申し訳ない
- 病院と縁が切れてしまうようで不安
- 必要なときに（何かあったときに）入院できないのではないか

一定期間、外来通院ができる病状で、本人や家族が病院の主治医をすぐに変更することに不安をもっているようなら、「自宅で落ちついたら、地域の主治医に変更すればよい」と提案することも考える。ただし、すぐに通院が困難になると予想されるときは、退院時から地域の医師にかかわってもらう必要がある。

3. 主治医の選定

退院時に症状が落ち着いているとは限らない。また、さまざまな医療器具を装着した状態ということも少なくない。終末期を在宅で過ごす場合、地域の主治医には、特に次のような条件が求められるだろう。

地域の主治医に求められる条件

- 夜間休日の対応をしてくれること
- 必要時に訪問診療や往診をしてくれること
- 医療用麻薬などを使用した緩和ケアや治療が可能であること
- 医療器具などの対応が可能であること
- 終末期における医療やケアを理解し、治療中心ではなく、本人や家族の意向に沿ったかかわりをしてくれること
- 多職種と、上下関係ではなく対等な関係で連携できること

訪問看護師は、以上のような条件を満たす主治医をどのように探したらよいのだろう。重要なのは、やはり日頃から地域の中での連携を基に探しておくこと、医師がそうした地域の需要に応えてくれるよう働きかけていくことである。

訪問診療を積極的に行う診療所も増えてきたが、現時点では医師を探すことが困難な状況もみられる。主治医が病院医師の場合は、訪問看護師がもっている地域診療所の情報を活かし、療養者あるいは家族に助言しながら地域での病診連携を進めたい。地域によってはかなり連携が進んでいるところもあるが、医師会などと在宅ケアのシステムづくりを進めておくことも重要である。

4. 主治医が病院の担当医のままの場合

　在宅で最期まで過ごしたい人には、在宅療養を支え、死亡確認をしてくれる医師の存在が欠かせない。しかし、上述のような訪問診療や往診をしてくれる主治医をみつけられず、入院していた病院の担当医がそのまま診療を続けている場合は、担当医が療養者のもとへ訪問し死亡確認することが可能なのかを確認しておく必要がある。

　退院の際、「何かあったら病院に来てください。いつでも入院していただけるようにします」と説明する医師もいる。本人や家族にとって、いつでも入院できるという安心感はあるものの、自宅で過ごしているうちに、やはり最期まで自宅にいたいと思うようになるのはよくあることだ。病院の担当医がどのように考えているかを事前に確認しておき、途中で本人や家族の意思変更がある場合に備えて、必要時に「情報提供書」を書いてもらうことを依頼できていれば、地域の医療機関との連携はスムーズに行える。

　主治医の定期的な診療を受けないまま在宅死になったときには「検死」をすることになるので、検死の実態を家族に説明しておかなければならない場合もある。「検死」とは、事故または事件（異常死）の可能性があるとして警察が介入することである。まず警察官が訪問し、次に検死医師を待ち、検死してもらうことになる。長期間医師の診察を受けておらず、死因が特定できないと医師が判断した場合は、解剖となる。いずれにしても、故人を偲ぶような時間をもつことは難しいだろう。

　呼吸停止の状態で救急車を呼び、以前入院していた病院の救急外来に搬送されたとしても、長期間受診していなければやはり死因が確定できないとして検死になってしまう場合がある。これでは、在宅で頑張ってきた気持ちが台無しになりかねない。そのような事態を避けるために、タイミングを見計らって地域の主治医につなげることが必要である。

5. 看護師同士の連携

　病院から生活の場に移行する際には、院内の地域連携室や退院支援部署の看護師との連携は必須である。医療ソーシャルワーカーも含めた病院スタッフと密な情報交換を行う。

　病棟看護師と訪問看護師の連携も欠かせない。訪問看護師は病棟看護師から、入院中の症状やその際の対応、本人や家族は病状についてどう理解しているのか、どのような説明がされているのかなどの情報を収集し、在宅療養

での支援に活かしたい。医療器具などを装着したままの退院の場合は、その取り扱い方法や本人と家族への指導内容、必要物品や衛生材料の入手方法なども打ち合わせる必要がある。

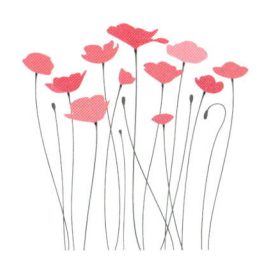

6 生活を豊かに送るための支援

1. 生活を豊かに送るための支援

　看取りに向けたケアであっても、病状が安定している時期は長いことが多く、その先に悪化期、臨死期がある。看護のかかわりとしては、たとえ病状が一時的に不安定になったとしても、病状維持期あるいは病状安定期には、限られた時間を有意義に過ごせるような支援を行いたい。

1) 本人らしい当たり前の生活を送れるように支援する

　苦痛対策を十分行いながら、豊かな生活を送れるように支援する。限られた時間であったとしても、できる限り本人らしい当たり前の生活を送ることが、人間として尊厳のある生き方といえる。

　当たり前の生活とは、朝起きて顔を洗い、ひげを剃ったり、髪を整えたり、好みの衣服に着替え、家族と一緒に食事をし、歯をみがき、トイレで排泄するところから始まる。また、たとえば人と会って会話をしたり、ときには散髪や髪を染めるといった、その人なりの楽しみで生活に変化をつけ、夜になったら眠くなって眠るということである。

　健康人にとって、これらは特別の努力をしなくてもできることだが、こうした普通のことをするのに多くの障壁が立ちはだかっているのが終末期の療養者である。生活にまつわるさまざまな動作の中で、どのようなことならできるのか、どこまで手伝う必要があるのかをアセスメントし、できる限りその人らしい生活を送れるように、またはそれに近づけるように、療養者や家族と一緒になって療養環境を整え工夫することが、看護師の重要な役割となる。

2) 自己実現・やりたいことへの挑戦を促す

　生活を整えたら、次に行いたいのは、療養者のやりたいことへの挑戦を支えることである。やりたいことを思い描ける人なら、それが実現できるように積極的に支援したい。たとえ突拍子もないように思えることでも、自己実現に向けて周囲がサポートすることには大きな意味がある。やりたいことがすぐに思いつかないようなら、家族を含めた会話の中から引き出すよう、言葉をかけたりアプローチを試みる。

3) 最期をどのように迎えたいかを一緒に考える

　この時期に、最期をどのように迎えたいかを一緒に考えることも大切である。最期まで自宅で過ごしたいという希望があったら、それが叶えられるように支援する。家族に自宅で看取ることへの迷いがあったら、まずは本人の希望を叶えることを優先するよう提案する。迷いの中身を知り、障壁となっていることを一つずつ解決していくことが必要だろう。

2. 苦痛やさまざまな症状への対策

　終末期において看護が最も優先すべきことは「苦痛対策」である。苦痛を取り除くことによって、やりたいことを思い描くことができるようになり、限られた生を全うしようとする前向きな姿勢へとつながる。苦痛の種類や程度には個人差があるが、一般的に次のようなものがある。

●疼痛

①がん末期の疼痛

　鎮痛薬・麻薬などでかなりのコントロールが可能である。主治医と連携し、あらかじめ必要になると考えられる薬剤を処方しておいてもらう。その後、本人の訴えを十分にきき、痛みの程度を主治医に伝え、モニタリングしながら、主治医の指示に沿って使用する。家族を通してモニタリングすることもあるので、鎮痛薬が処方されたら使用方法や副作用を説明する。観察ポイントなども説明し、予測できることは家族に伝え、心配や不安を減らす。そして、心配や不明なことがあればいつでも看護師と連絡がとれることを伝えておく。痛みのコントロールのために薬剤調整が必要になり、一時的に入院することもある。いずれにせよ、生活の中での痛みについては正確なモニタリングと医師との連携が必要である。

　また、痛みに関しては身体的要因だけでなく、精神的・社会的・霊的要因

を含む全人的な痛みとしてとらえるなど、痛みの訴えの裏側にあるものを理解する努力が必要である。また、痛みへの対処としては、その家族独自のケア方法も活用する。

②その他の疼痛

　寝たきりの場合などでは、同一体位による筋肉痛や褥創初期の痛みなども起こる。まず痛みの原因をよく観察し、そのうえで、体位の工夫、褥創予防、マッサージ等を行う。ケアを行う際には、介護者に「どんなに楽な姿勢でも、同じ姿勢を長時間続けていると苦痛が生じます。床ずれや廃用症候群の原因にもなります。時間を決めて身体の向きを変えてあげてください」といった声かけをするとよいだろう。倦怠感を痛みと表現することもあるので、訴えの内容を正しく把握し、実態に即した対応をする。

●嘔気・嘔吐

　病気の種類によっては嘔気・嘔吐を伴う場合がある。原因を探り、それに沿って対応していく。嘔気・嘔吐は本人にとって苦痛が大きいので、薬剤の調整、食事内容や時間の工夫、姿勢の工夫などを行い、何とか解決できるよう支援する。

●食欲不振

　食欲は少しずつ低下してくるが、食事の時間などにこだわらず、食べたいときに食べたいものを摂取してもらうように説明する。食欲不振を示す療養者に対して、家族が食事のメニューに悩んでいる様子があれば、「召し上がれる量は少ないと思うので、食べてはいけないものは何もありません」「そのとき食べたいものが、ご本人の身体が欲しがっているものです」といった声をかけ、安心して食事を準備できるよう支援する。また、食事形態の工夫によって食べられるようになることもある。固形物が無理な場合はのどごしのよい形態に変えてみるようアドバイスするとよい。また、水分はシャーベットやかき氷にすると喜ばれることがある。ほかにも、食器を変えることで食欲が進むこともある。

●便秘・下痢

　がん性疼痛に対して麻薬を使用している場合や、寝たきりの療養者の多くは便秘が問題となりやすい。食事内容・量や水分摂取量の把握と工夫だけで解決できないときは、主治医と協力して適切な下剤を処方してもらい、十分にモニタリングを行う。そのほか、腹部・腰部の温罨法やマッサージ、坐薬、浣腸、摘便を行う。

　下痢の場合は、脱水状態、肛門周囲のびらんに注意し、状況により主治医に止痢剤を処方してもらうとともに、脱水予防として形態を工夫しながら水

分摂取を促す。肛門周囲のびらんを防ぐにはローション等を塗布しておくと被膜になり、皮膚を保護できる。

●不眠

疼痛・嘔気・呼吸困難など身体症状が原因であれば、主治医と協力して、まずそれらの原因を取り除く。その他、室温・換気・照明・掛け物など環境の整備も大切である。

朝起きたら着替えをし、就寝前に歯みがきをしたり寝巻きに着替えるなど、健康時の習慣をできる限り続けることは、昼夜の逆転を防止する。ただし、疲れすぎるのも不眠の原因となるため、昼間の休養を十分とる。不安や恐怖で神経が高ぶり入眠できない場合は、本人の話をよくきき、身体をさするなどのスキンシップを図りながら安心感を与えるよう、家族にアドバイスして協力を得る。さらに、末梢が冷えていると眠りにつきにくいため、38〜39℃のぬるめのお湯で手浴や足浴を行うのも有効である。睡眠薬が処方されている場合はモニタリングを行う。

●浮腫

下肢の浮腫が最初に起こりやすい。足浴やマッサージで循環を促し、体位を工夫する。喘鳴や呼吸困難を伴うような胸水・腹水の貯留を認める場合は、水分バランスに注意し、利尿剤の処方を主治医に相談する。点滴を行っている場合は、中止することも含めて適切な量に調整してもらうよう主治医と話し合う。

●口渇・舌乾燥

嘔気・嘔吐、嚥下困難、下痢、水分摂取量の不足などにより起こりやすい。ひどくなると脱水症状になる。脱水になるとさらに水分摂取が困難になるので、その前に水分をゼリー状にしたり、とろみをつけたり、凍らせるなど、のどごしがよくなる工夫をし少量ずつ頻回に与える。最近は簡単にとろみをつけられる調理補助用品が入手しやすくなっている。

口腔や舌の乾燥は、出血や口内炎・舌苔を起こしやすく、いっそうの食欲低下や肺炎を併発しやすいため、うがいや口腔ケアで乾燥を防ぐ。

これらの症状をよく観察して脱水状態を予防するが、脱水になっても2〜3日の点滴で活気が戻ることがある。苦痛がなければ経過観察ということもあり、状態をみながら主治医と相談して対応する。

●倦怠感・脱力感

末期がん患者においては、必発といってよい。無理のない気分転換を図る。入浴、清拭、手浴・足浴、マッサージ、アロマテラピーなど心地よいと感じる刺激を積極的に与える。

●皮膚のトラブル・掻痒感

　皮膚の乾燥、湿疹、掻痒感などの不快症状には、熱めのお湯で清拭を行い、保湿性のあるローションで皮膚を保護するとよい。清潔で柔らかい衣類やリネンを用いることも大切である。また、掻きむしって傷をつくらないよう、爪の手入れを行う。

　がん末期には帯状疱疹がみられる場合がある。片側の神経分布領域に一致して掻痒感や痛みを伴う発疹をみたら、早期に主治医に報告する。

　黄疸は、掻痒感を伴わない限り経過観察でよいため、あまり気にしないよう、本人・家族に説明する。

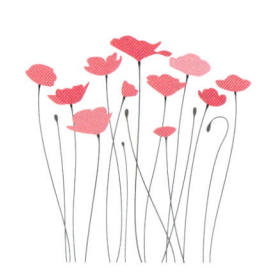

7 家族のとらえ方

1. 近年の家族形態の特徴

　看取りのケアを行うにあたって、家族（世帯）の存在はとても大きい。近年、家族・世帯の形態も変化し、多様性が増してきた。その実際について統計をみてみたい。

　「家族」と「世帯」は同じように使われがちな言葉であるが、厳密には「家族」は血縁関係者を中心に構成される親族の集団を指し、「世帯」は住居と生計をともにする集団を指す。

　厚生労働省の2014年の調査[1]によると、日本の総世帯数に占めるそれぞれの世帯の割合は「単独世帯（一人暮らし）」27.1％、「核家族世帯（夫婦のみ、夫婦と子、1人親世帯）」59.2％、「三世代世帯」6.9％となっている（図2）。

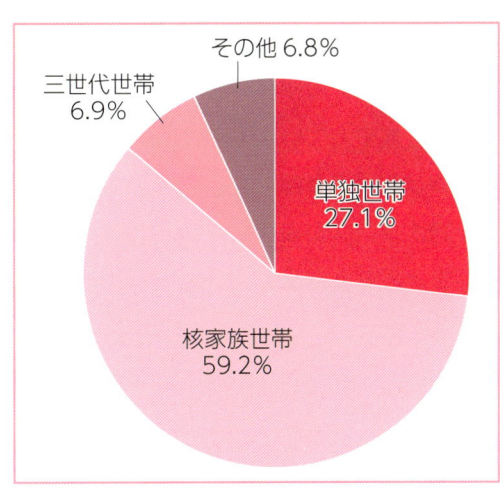

図2　世帯構造別世帯数
- 単独世帯 27.1%
- 核家族世帯 59.2%
- 三世代世帯 6.9%
- その他 6.8%

（文献1をもとに作成）

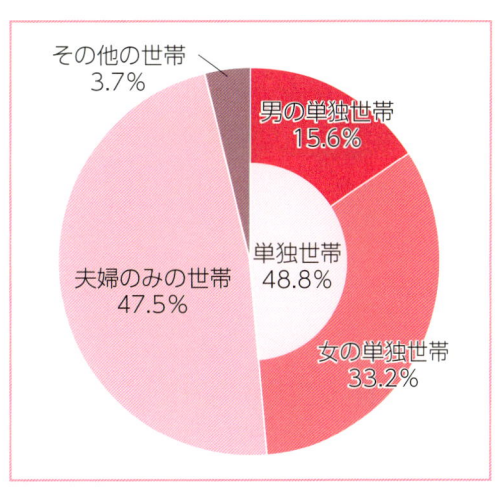

図3　高齢者世帯の世帯構造
- 単独世帯 48.8%（男の単独世帯 15.6%、女の単独世帯 33.2%）
- 夫婦のみの世帯 47.5%
- その他の世帯 3.7%

「その他の世帯」には、「親と未婚の子のみの世帯」および「三世代世帯」を含む。

（文献1より転載）

また、65歳以上の人のいる世帯は全世帯の46.7％にも上る。さらに65歳以上の高齢者のみで形成される世帯（高齢者世帯）の世帯構造の内訳[1]）をみると、約半数が単独世帯となっていることがわかる（**図3**）。平均寿命の延びによって、今後ますます高齢者の単独世帯が増えていくことが予想されている。

　日本では少子化・高齢化、晩婚化・未婚化が進むにつれて"少人数の世帯"が増えている。また、女性の社会進出が進み、家族と同居している高齢者であっても介護の手が十分にあるとは限らない。世帯内でケアを担える人手が減少している昨今、訪問看護師等ケア提供者への期待は大きい。

　さらには、「同居家族」の姿も多様化してきている。離婚率・再婚率が高い昨今では血縁関係のない親子も少なからずおり、入籍していない事実婚の夫婦の場合もある。今後は、友人同士の同居なども増えていくかもしれない。個々人が家族の役割を再考する必要性があるだろう。

2. 家族への支援

　療養場所にかかわらず、病状や経過については医師から家族へ説明されるが、それに対するフォローは看護師の役割であり、その家族に合った声かけが必要である。これから起こり得る症状なども伝えておき、病院ではない生活の場でもできる処置やケアについても説明しておくと安心につながる。

　在宅では24時間をともにしているため、ちょっとした病状の変化にも気づきやすく、家族のほうから「昨日とは違う気がする」などと連絡がくる場合もある。病状が進めば介護の負担も必然的に増えていくので、療養者だけでなくその家族への支援も必要となる。在宅での療養を続けるためには、介護職の協力も得ながら家族の介護負担を減らしていくようにしたい。

　一方、施設に入っている場合、家族は療養者と断片的にしか会わないため病状の変化をとらえにくく、段階を踏んで病状が進行していることに気づきにくい。看護師は、家族と密に連絡をとることが重要と考えられる。

3. 家族の状況に応じたかかわり

　「家族」と一口にいってもその内情はさまざまで、関係が良好な家族ばかりではない。家族関係にはケア提供者が出会うずっと前からの長い歴史があり、そこに踏み込むことは慎重に考えるべきである。冷たいと思うような態度をみたとしても責めることはできないし、ケア提供者のかかわりによって

関係そのものを修復することは難しい。しかし他人だからこそ、療養者と家族の双方からきいたちょっとした温かい言葉や思いなどを仲介して伝えることで、少しでも関係をよくする力添えをすることはできるかもしれない。

また、「一緒に住んでいるのだから家族がしっかり介護してくれるのは当然」と思い込まず、療養者ごとに家族関係や家族の健康状態をアセスメントし、誰がどれくらい協力できるのかなどを把握する必要がある。健康問題を抱えている家族がいる場合や老老介護の世帯はもちろん、介護ができそうな家族員がいても就労している場合もあり、介護職の手が確実に入るようにしておくほうが、家族が疲弊しなくて済む。

それぞれの家族には、他人には知り得ない歴史がある。さまざまな出来事を経験し、苦楽をともにしてきた家族の存在は、最期のときを過ごすにあたって非常に重要である。家族による介護やかかわりをそばでみていれば、心温まる場面に接することも多く、最期の様子に触れてその人の生き様や人柄を知ることも少なくない。また、家族は単なる介護の担い手ではなく、そばにいるだけで大きな意味がある。なかには「家族に下の世話をされたくない」という人もおり、直接的な介護は看護師や介護職が担い、家族には精神的な支えとしての役割を果たしてもらうことで、家族同士がわだかまりなく、気持ちよく過ごせることもある。家族同士の精神的なつながりを理解し、配慮することも必要である。

4. 同居家族のいない人

家族が近くに住んでいないだけなのか、天涯孤独なのか、それぞれ状況は違うが、最期のときを一人で迎える人もいる。また、その人の意思や経済状況にもよるが、最期を迎える場所として、自宅を選択する場合もある。実際に、主治医、訪問看護師、ケアマネジャー、介護職のかかわりによって、同居家族がいなくても穏やかに最期まで自宅で過ごすことは可能となっている。

同居家族のいない人が自宅で亡くなることに対しては、「孤独死」というネガティブなイメージが先行してしまっている。しかし、在宅ケアサービスの介入があり、友人や近所の人が協力してくれるような場合は、生き方・死に方を自分で選んだ結果であるという「在宅ひとり死」[2]というポジティブなとらえ方があることも覚えておきたい。

[引用・参考文献]
1) 厚生労働省：平成 26 年 国民生活基礎調査の概況，I 世帯数と世帯人員数の状況，2015.
   <http://www.mhlw.go.jp/toukei/saikin/hw/k-tyosa/k-tyosa14/dl/02.pdf>
2) 上野千鶴子・小笠原文雄：上野千鶴子が聞く 小笠原先生、ひとりで家で死ねますか？，朝日新聞出版，2013.

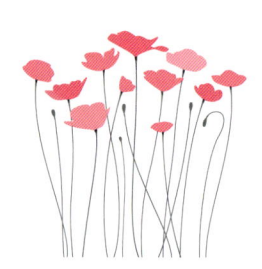

8 意思決定支援について

　ここでは、在宅での看取りにおいて訪問看護師が担う意思決定支援についてまとめる。

1. 意思決定支援における訪問看護師の役割

　訪問看護師の重要な役割の一つは、療養者とその家族の意思決定を支援することである。療養者と家族が直面する選択の場面には以下のようなものが考えられる。

- 生活の場・療養の場をどこにするか
- 過ごし方（生活の仕方）をどうするか
- 介護サービスの利用をどうするか
- どのような医療を受けるか、あるいは受けないか
- 最期をどこで迎えるか

　訪問看護師は、選択の場面に直面したときだけでなく、療養者の体調や家族の介護力が変化する可能性を予測した時点から意思決定支援を開始する。療養者と家族に今後起こり得ることについて情報提供しつつ、彼らが選択の必要性を認識し、考え得る選択肢についてのメリット・デメリットを理解したうえで、何を大切にしたいのか、何を優先したいのかといった希望や価値観に基づいて選択できるように支援することが大切である。

　また、療養者が家族に気兼ねして希望を言えなかったり、反対に家族が療養者に気を遣って話し合うことができずにいることもある。訪問看護師は、こうした状況を察知し、それぞれに別の場で希望をきいてお互いの気持を伝えるように促したり、了解を得て代弁したりすることもある。

2. 訪問看護師が行う意思決定支援のプロセス

　看取りに向かう過程で、訪問看護師は療養者の身体的変化をきっかけに、本人と家族の理解力や感情を考慮しながら、今後の変化に備えて情報提供したり、いつか選択が必要になることの説明を開始する。

　また、病状や家族の状況に変化があったときには、現状を整理し、今後どのような選択が必要となるのかを具体的に伝える。選択肢の説明と同時に、「何を大切にしたいのか」を一緒に話し合うことを促したり、ときには訪問看護師も話し合いに同席する。

　そして、いよいよ選択しなくてはならない場面では、療養者と家族が選択肢について十分に考え、納得して意思決定できるように、情報提供をしたり考えるべきことを整理したりする。「どのようになるとよいか」と広く問いかけたり、「これを選ぶと、こんなメリットがあるが、こんなデメリットもある。どちらを優先したいか」など、考えられる状況を具体的に説明し、彼らが大切にしたいことを明確化するための支援も必要である。

　療養者自身が意思表示をできない場合は、家族が「本人だったらどう考えるか」「本人にとってどうか」という視点で考えるように促す。また、意思決定をするキーパーソンと主介護者が異なることも多いが、療養者の身近にいて価値観を理解している家族員が意見を言えるように問いかけたり、身近な家族員が療養者本人の気持ちを思いやって選択したことについては、他の家族員もそれでよいかを早めに確認するように促すこともある。意思決定をした人の家族内での立場にもよるが、ずっと介護をしてきた家族員が療養者の立場に立って下した選択に対して、普段はほとんど会っていない親戚などがやって来て、感情的に反対意見を言うこともある。訪問看護師は医療の専門家として、家族の選択を支援するために、そのような親戚などがいる時間帯に訪問して病状を説明したり、日常的に介護をしている家族員をねぎらい、その意見を支持するようにかかわることもある。

3. 療養者と家族が直面する選択の場面

1）生活の場・療養の場の選択

　療養者が身の回りのことを自分でできる間は、ADL（日常生活動作）が低下したり医療処置や管理が必要となった状態をイメージすることが難しい。医療者がそれらのことを数カ月～1、2年以内の出来事だと予測している状

況でも、療養者や家族はこのままの状態でずっと自宅で過ごせると考えていることもある。また、実際に病状が悪化したときには、自宅で生活するのは難しいと考える療養者や家族も少なくない。

　家族の介護力や経済力によって、自宅か施設かという選択が難しいこともあるが、それぞれの場での生活の違いを知ったうえで、療養者自身が何を優先したいかによって生活の場・療養の場を決めることが望ましい。しかし、自宅での介護が長期間になったり重介護状態になったりすると、介護負担から家族が体調を崩すなど家族状況が変化し、療養者や家族が望んでいても自宅での生活が継続できなくなることもある。

2) 過ごし方（生活の仕方）の選択

　自宅で療養する場合は、療養者や家族がどのように過ごしたいかを確認し、それまでの生活が継続できるように、また、やりたいことができるように支援する。自分から希望を言わない人もいるため、訪問看護師からアプローチしてみることが大切である。危険と苦痛を最小限に抑える方法で、好きなものを食べたり、入浴したり、外出したりすることを支援したい。

3) 介護サービスの利用の選択

　自宅で介護サービスを受けるかどうか、またどのようなサービスを受けるのかを選択する必要がある。しかし、介護サービスがあることは知っていても、実際に何をしてもらえるのか、どれくらいの頻度で利用できるのかという具体的なことは、まだまだ知られていないのが現状である。また、療養者や家族にとっては、他人が自宅に入って看護や介護を行うことよりも、デイサービスに通ったりベッドなどの福祉用具をレンタルしたりすることのほうがイメージしやすいこともある。

　介護サービスの必要性は、療養者の身体状況だけではなく、家族の介護力や家屋環境、経済状況などによって判断する。福祉用具を利用することで、人的サービス（訪問看護や訪問介護等）の内容が変わることもある。

　療養者のADLが低下し直接的（身体的）な介護が必要になると、療養者も家族も生活スタイルや介護スタイルを変えていくことになる。介護環境に合わせて、通所系サービスや訪問系サービスの利用を検討する。徐々に全身状態が低下しADL全般に介助が必要になると、体調不良時の通院や自力排泄が困難となることから、訪問看護や訪問診療などを利用することが多くなる。この時期になると、介護を中心に据えた生活スタイルとなり、療養者も家族もこのまま自宅での生活を続けていけるだろうかと悩むことが多い。

4）医療の選択
―どのような医療を受けるか、あるいは受けないか――――

在宅療養をしている人が求められる医療の選択には、以下のようなものがある。

●**疾病の治療方法の選択**

疾病の治癒を目指した治療については、治療効果と副作用の影響を考慮し、残された時間を自分が望む形で過ごすことを優先して、積極的な治療を受けないことを選択する人もいる。訪問看護師は、医師の説明を療養者と家族が理解しているか、その治療による効果だけでなく、副作用や不便なことについても説明され理解しているかを把握するとともに、自宅での体調管理を行い、また生活上の不便を少なくするためのサービス利用などについて相談に乗る。

日々の生活で苦痛がなく快適に過ごせることは、療養者や家族の安心につながり、在宅療養を継続できる大きな要因となる。症状を緩和するための医療やケアについては、訪問看護師が最期まで大きな役割を担うところである。

ここで注意したいのは、「延命につながる処置をしない」ということは、人によってとらえ方が異なるということである。決して「何もしない」ということではなく、緩和ケアや回復可能な病状の治療は、その行為がさらなる苦痛や害を与えない限り行う。特に高齢者や末期状態の療養者の体調が悪化したときには、加齢や主疾患が原因だと決めつけて、治癒可能な病状を見過ごしていないかを判断することが重要である。診断は医師が行うが、看護師は前後の出来事や状況も考慮して、適切なアセスメントに基づいて医師に報告することが必要である。

●**人工栄養法の選択─経腸栄養と中心静脈栄養法**

高齢で、数年かけて経口摂取量が徐々に減ってきた場合は、「食が細くなった」と家族も受け入れ、人工栄養法を選択しない傾向がみられる。

一方、脳血管障害や難病によって誤嚥性肺炎を起こした場合、そのときは肺炎が軽快すればまた経口摂取ができるようになるかもしれないが、その後も肺炎を繰り返したり十分な経口摂取量を保てなくなることが予測される。このような場合には、経腸栄養や中心静脈栄養法などの人工栄養法を選択するかどうかを問われることがある。

この数年、"胃ろうは悪"というイメージだけが誇張されてはいないだろうか。「胃ろうはしないと決めています」という家族が、皮下埋め込み型ポ

ートからの中心静脈栄養法について説明を受けたら、「点滴ならしてもいいと思う」と答えたことがあった。これはどのような価値観による選択だろうか。療養者本人にとって何がよい、何が悪いと十分に考えることができていたのだろうか。マスコミ等によるイメージの先行と医療者の説明不足が根本にあると思われるが、「家族の希望だから」と単純に受け止めず、療養者本人にとって何が最善であるのかを一緒に考える姿勢が重要であろう。

● **悪化期、臨死期の点滴実施の検討**

悪化期や臨死期になると、療養者の経口摂取量はかなり減少し、脱水症状となることが多い。点滴をしなければ数日〜1週間以内に亡くなることが予想される中、この時期に点滴をするかどうかは、家族にとっても医療者にとっても悩むところである。状態によっては、1日500〜1000 mLの点滴を数日行うことにより、脱水状態が改善され活気が出て、少量であってもまた食事ができるようになることもある。しかし、針を刺して単に痛い思いをさせただけで状態は変わらないこともある。あるいは浮腫や痰の増量につながり、苦痛が増す危険性もある。もちろん毎日体調を観察し、浮腫が出始めたり、湿性の痰がらみが出現したらすぐに点滴の量を減らすなど、自覚症状が出る前に対処できることもある。

在宅ケアの現場では、この時期の点滴には、本人にとってプラスになるかどうかという側面と、「少しでもできることをしてあげられた」という家族の満足感につながるという側面があるのではないだろうか。療養者の体調と、近づきつつある死を家族が受け入れられているかどうかをアセスメントし、主治医と相談しながら実施を検討することが重要である。

5) 看取りの場の選択―最期をどこで迎えるか

療養者が希望する場所で最期まで過ごせるように支援することが原則であるが、病状が安定している時期には自宅で最期を看取ると決めていた家族でも、いよいよ看取りが近くなると、どんなことが起こるのか、自分がみていられるかなどと不安になり、やはり入院させたほうがいいだろうかと悩むことがある。終末期になってから訪問看護師がかかわることになった場合は、家族と信頼関係をつくりつつ、今後どのようにしたいかを把握する大切な段階である。

家族に病状と今後の変化について説明し、動揺する家族を支えながら、在宅での看取りの可能性を判断する。本人や家族の不安が強い場合は、入院や、看多機などのサービス利用を選択できるように、主治医とともに体制を整えることも必要である。

4. 療養者の希望や考えを知る

　療養者が自分の意思を伝えることができるうちに、自分の最期についてどのように考えているのかを確認し、それを家族と共有することが望ましい。高齢者や自分の予後を知っている人の場合には、遠くない将来のこととして自分なりの希望をもっていることも多い。また、一般的な話として、元気なうちに最期の迎え方について話題にすることで、どのような考え方をする人なのかを知ることにもつながる。

　当然、療養者と家族の心身の状況に応じて、尋ねる方法やタイミングを図る必要があるが、そもそも本人にきくことをせず、家族の意向だけで決定してしまう傾向はないだろうか。療養者のことを、理解できない人、意思表示できない人と決めつけてはいないだろうか。ほかでもない療養者本人にかかわる選択をするのだから、必ず本人を中心に考える姿勢が大切である。

5. 気持ちの揺らぎや変化を受け止める

　療養者も家族も、その時々の体調や状況によって気持ちが変わったり、選択したことがよかったのかと不安になったりするものである。気持ちが揺れ動くのは自然なことであり、そのつど話をきいて、どうするかを一緒に考えたい。また、体調の変化によって、以前決めたことが最善と言えなくなることも少なくない。

　一度決めた後でも、選択は変更できることを療養者本人や家族に伝え、最期までその意思決定に寄り添うことが大切である。

　訪問看護師による意思決定支援のイメージを、図4に示す。

	病状維持（安定）期 IADLの低下 → → ADLの低下 （在宅ケア開始期）			悪化期 食事量の減少前　食事量減少　経口摂取困難			臨死期 看取り間近
療養者の全身状態							
療養者や家族の介護へのイメージや迷い	*ADLが低下した状態や、日常的に介護が必要となる生活をイメージすることが難しい	*デイサービスやショートステイの利用を検討／開始する	*在宅サービスの利用を検討／開始するなど、生活スタイルが変わる	*家族中心の介護に不安や難しさを感じる	*介護を中心に据えた生活スタイルに変わる	*療養者の希望と介護力との間で家族が葛藤する	
		*自宅で過ごしたい／過ごせると思う			*在宅療養の継続が可能か考えるようになる	*在宅での看取りに不安を抱き、入院するかどうか気持ちが揺らぐ	
看護師による意思決定支援	*不安や悩みが少しでも解消されるようアドバイスする	*苦痛対策を十分行いながら、療養者の自己実現・やりたいことへの挑戦を促す					
	*予測される身体的変化を説明する	*今後、検討／選択の必要がある事項について情報提示し、相談に乗る			*選択肢を提示し、選択を促す		
		・介護サービスの検討／選択	・介護サービスの検討／選択 ・医療の検討 ・看取りの場の検討／選択		・医療の検討／選択 ・看取りの場の検討／選択		・臨死期の医療の選択 ・看取りの場の選択

図4 訪問看護師による意思決定支援のイメージ

8　意思決定支援について　37

II
在宅での看取り

◆ 数日以内の死が予測されるとき

◆ 24時間以内の死が予測されるとき

◆ 亡くなったとき

　● 在宅での看取りの事例

数日以内の死が予測されるとき

STEP 1　死が"近づいてきている"と判断する

●看護師なりに死の時期を予測

　病状や死期については、原則として医師（主治医）が診断し、療養者あるいは家族に伝える。看護師の独断で、「命が危ない。死期が迫っていますよ」などと、確定的に伝えることは控えなければならない。

　しかしだからと言って、何も気づかず、何も感じないというのでは困る。もちろん、何となく思っているのにアクションを起こさないというのも然りである。

　療養者が安らかな死を迎えられ、家族もその準備ができるよう、そしてケア提供者にも悔いが残らないようにするために、「看護師なりに死の時期を予測できるようになる」ことが大切である。療養者宅を訪問してケアを提供する訪問看護師だからこそ、訪問時に「死期が迫っている」と客観的に判断できる力をつけておかなければならない。それもできるだけ具体的に、数日（4～5日）以内なのか、それとも24時間以内なのか、と予想できるようにしたい。

●治療が無益かどうかの判断は慎重に

　高齢で寝たきりの人が食事を摂れなくなったら「老衰」と判断してよいのだろうか。あるいは活気のない状態をみて「末期」と判断し、治療をしないという選択は正しいのだろうか。その状態での治療が無益かどうかの判断が重要である。

　たとえ本人の訴えがなくても、どこかに痛みはないか、便秘などによる苦痛はないか、発熱はなくてもどこかに炎症があって活気がなくなっているのではないかなど、治療によって改善する余地があるかどうかを判断する。末期の状態では、治療をしても療養者に苦痛を与えるだけで効果を期待できな

いこともある。しかし、治療を受ければ苦痛を軽減できる状態であれば、適切な治療を受ける権利を損なってはならない。診断は医師の役割であるが、日頃から療養者にかかわっている看護師は、変化がいつからどのように起こったのか、療養者が出しているサインはないか、家族や介護職などのケア提供者が気づいた変化はないか、などを把握し、医師の診断が適切に行えるようにサポートする必要がある。

●アセスメントの手がかり

死が数日以内に迫っていると客観的に判断するためには、必要な情報を収集し、療養者の症状観察を行い、状態の十分な把握に努めなくてはならない。予後の判断に必要な症状・状態には下記がある。

- ☐ 食事摂取量や水分摂取量の減少は？
- ☐ 血圧低下は？
- ☐ 尿量の減少は？
- ☐ 頻脈は？　徐脈は？
- ☐ 傾眠状態か？　昏睡状態か？
- ☐ 体温異常は？
- ☐ 本人の生気は？
- ☐ いつもの様子との違いは？

●実践場面では「勘」も大切に！

客観的なデータ（測定値）が大切な一方で、数値に表れず言葉でも表現できないような変化というものがある。そして、訪問看護師が感じ取るまさにその変化が、実際の判断に役立つことがあるのだ。日頃の状態と比較しての、「何となく変」「危ないかもしれない」といった感覚を大切にしながら、「いつも」との違いを家族に伝える必要がある。これらのいわゆる「勘」も実践場面では大切である。

また、一般的に「臨死」といわれる状態でも、実際の死が訪れるまでには時間がある場合も多いので、家族に病状の変化を伝える際や、主治医への報告の際は、伝え方に注意しよう。

> **エピソード**
>
> ◆死が近いことを伝えるか迷ううちに亡くなった
>
> 　90歳代の療養者。徐々に衰弱は進んでいたが状態は安定しており、1週間ぶりの訪問であった。介護者である娘から「ここのところ、ほとんど寝ていて、食べるのもほんの少しなの」と言われた。そのとき、すでに収縮期血圧は50 mmHg台、声をかけても反応せず、手足にチアノーゼもみられた。これは死が近い状態だとわかったが、そのとき主治医は不在の時間帯だった。まずは今の状態を家族に伝えなくてはと思ったものの、亡くなる直前まで耳はきこえると言うし、本人のそばでは話せないため、隣の部屋に呼んで状態を伝え、数分後本人のもとに戻ったところ呼吸が止まっていた。息を引き取る瞬間に立ち会えなかったことを、特に家族から責められたりはしなかったが、あのときそばで話をしていればと、自分の判断の甘さに悔いが残った。

check!

◆看護師なりの判断ができる力を身につけよう
- 症状観察を行い療養者の状態を十分に把握すること
- 日頃の状態をよく把握しておくこと
- 五感を通して気になったことを大切にする
- 家族や介護職とも情報共有する

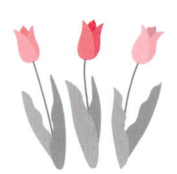

STEP 2-1 主治医から家族に「説明」してもらう
家族の理解を確認して主治医に連絡する

●まず療養者と家族の様子をきちんと把握する

　療養者と家族が在宅での死を覚悟していて、いよいよそのときが間近に迫ってきた……。非常に重要な時期である。覚悟をしていたとはいえ、実際に死が予測されたことに対して動揺する家族は少なくない。

　このとき看護師がやるべきことは、療養者と家族に対する「死の準備教育」である。具体的には、療養者の状態と家族の様子をきちんと把握し、気持ちをしっかりと受け止め、死に臨むための準備や心構えを一緒に考えていくことである。

　また、主治医に連絡する前に、家族あるいは療養者が、主治医から何をどこまで説明されているかを確認しておく必要がある。たとえば、死に至る病気であることを知らされているのか、いないのか。がんなどの場合、告知されているのか、いないのか。家族全員に説明がされているのか、いないのか。ケースによってその後のケアのプロセスが異なるので、慎重な対応が求められる。

> **声かけ例**
> ◆家族へ相談を持ちかける
> 「いよいよそのときが近づいているような気がします。先生に一応、そのことを伝えておいたほうがいいと思うのですが……。往診が必要かどうか先生に相談してみましょう」

●説明していても家族が理解していないことがある

　家族は、病状や予後についてさまざまな受け止め方をしているものである。医師や看護師がきちんと病状や予後（死期）について説明していても、

家族は「でも、今を乗り越えれば元気になるのだろう」「かなり悪いみたいだけど、すぐに亡くなるほどではないだろう」などと思い込んでいる可能性がある。そのため、いよいよ死期が近くなったときには、再度、家族が死を予測できているかどうかを確認する必要がある。

　つまり、単に「知らされているかどうか」ではなく、死に向かうことを「理解できているか」、在宅での看取りに「納得しているか」に注意する必要がある。「死が近い」ことを家族が理解し、受け止めることは、悔いのない看取りとするための大きなポイントになる。そしてこの理解度の違いによって、次に行う主治医への連絡・対応の内容が分かれる。

死に向かうことを家族が「理解している」場合

- そのまま経過を見守る姿勢でよい。
- 主治医には「家族が理解していること」「現在の療養者の状態と家族の様子」を報告する。

> **声かけ例**
>
> ◆主治医への連絡
> 　「先生、×××の状態です。バイタルが○○で、昨日（1週間前）に比べて、××になってきていますので、かなり危ないように思います。ご家族も理解しているようでしたが、一応ご連絡申し上げました。先生、診察はどうなさいますか。ご家族は○○してほしいというご希望のようです」

説明されていても、家族が「理解していない」場合

- その旨を主治医に報告する。
- 死が近づいていることを主治医から再度説明してもらい、在宅での看取りでよいのかを確認してもらう。

> **声かけ例**
>
> ◆主治医への連絡
> 　「先生、×××の状態です。バイタルが○○になってきていますので、かなり危ないように思います。先生からすでにご説明されているかと思いますが、ご家族はそのことをきちんとは理解されていないようです。先生からもう一度、ご説明していただいたほうがよいように思うのですが……」

●死の予兆はあくまで主治医に説明してもらうこと

　看護師が訪問をしたら"これは危ない"と思えるような状況に直面することがある。しかし、家族は死が近いとは思っていない。あるいは、ある程度の予測はしていても主治医からの説明がきちんとされていない……。

　このように、家族が死をきちんと予測できていない場合、主治医に療養者の状態を正確に報告し、その後は主治医の指示に沿って行動することを原則とする。

　看護師がすべきことは、主治医が家族に説明できるように、話し合いの場を設け、在宅での看取りでよいのかを確認してもらうことである。

　また、主治医へは、看護師が「診断」した情報ではなく、「客観的な情報」を伝える。そして、必ず主治医の診断を踏まえたうえで死に臨む準備をすすめることが大切である。看護師の判断だけで動いてはならない。

●「先走らないこと」「責任逃れしないこと」

　医師から家族へ病状や予後について説明があり、そのうえで看護師からも補足の説明をしたり、後述するような「話し合いの場」を設けたりする。このとき、看護師の姿勢として、自分だけの判断で「先走らないこと」、また医師の役割だからという理由で「責任逃れしないこと」を強調したい。

　医師から「まだ大丈夫だろう」「この前説明したから今日は要らないのではないか」などの返事があると、先生がそう言ったから、という理由でそのままにしてしまうことがある。しかし、大切なのは家族にとって「予測できない死」をできるだけ避けることである。そのためには、家族の理解や受け止めを把握し、必要に応じて、医師から再度説明してもらえるように積極的に働きかけることも必要である。

> **check!**
>
> ◆**看護師の目で死が数日以内に迫っていると思えたら**
> 　①まず、状態に変化が現れているという看護師なりの判断を家族に伝える。
> 　②次に、家族と相談をしたうえで、主治医にどのように連絡するかを考える。
> 　　➔看護師の判断と説明だけで看取りに向けて動き始めない！
>
> ◆**家族が死を予測・理解できていないと思えたら**
> 　①死が間近に迫っていることを家族にきちんと説明し、理解してもらうことが大前提。
> 　②ただし、その説明と在宅での看取りでよいのかという確認は主治医が行う。看護師の役割は、主治医が家族に説明する機会をきちんと設け、理解の確認を行うことである。

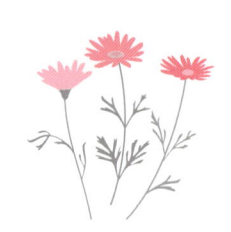

STEP 2-2 主治医から家族に「説明」してもらう

主治医から家族に「説明」してもらう

● "死"が近いことを主治医から説明してもらう

　主治医からきちんと説明されていても、家族によってはそれを受け止めきれていなかったり、理解していなかったりする場合もある。"死"が近いことを再度、主治医から説明してもらうのがよい。往診時に直接話してもらってもよいし、すでに何度も説明されているような場合は、電話で話してもらうだけでもよい。

　また、予後について主治医が「1週間くらい」と伝えていても、2〜3日後に亡くなるなど、短くなることも珍しくない。そのため、家族が「まだ何日かあると思ったのに……」などと悔やむことがないよう、看護師からもさまざまな可能性があることを説明し、サポートする必要がある。

●看護師は家族がきちんと理解したかを把握する

　主治医の説明が行われたら、看護師は、家族が理解したかどうかをきちんと確認する。このとき、場合によっては看護師なりに「わかりやすさ」を工夫した説明を行う必要がある。

　一方で、主治医とは、今後どのような状況が起こり得るか、そしてどのような状況になったら連絡をすればよいのかを確認しておく。

> **声かけ例**
>
> ◆主治医の説明が行われた後に
>
> 「いよいよ、数日以内の死が予想されます。もしかしたら今晩、ということもあり得る状況のようです。すでに○○先生から説明があったようですが、大丈夫ですか？ 何か心配なこと、不安なことはありませんか？ このままお見送りする形でよろしいのですよね。"そのとき"のことは、後でまた詳しく説明します。慌てなくていいのですよ」

●看護師の説明は「主治医の説明後」に行う

　看護師としての説明と確認も必要だが、それは「主治医からの説明後」に行う。生命が危険な状態であることを診断し、家族に伝えるのは、原則として医師（主治医）の役割である。看護師が先に説明をしてしまい、後でトラブルになることもある。

　なお、主治医が家族に説明するとき看護師が同席するかどうかについては、状況に応じて判断してよい。主治医が往診にすぐ来られず、「看護師さんからまず説明してほしい」などと言われた場合は、療養者・家族と主治医と看護師の関係性（信頼関係がどのように、どの程度構築されているのか）をよく考えながら、「あくまで看護師の考え」として説明する。「看護師」の判断や説明で看取りに向けたケアが始まるのではなく、「医師」の診断や説明で始まることが大切である。

> **エピソード**
>
> ◆看護師の独断で説明したことが皆の怒りを招くことに
>
> 　死が間近であると看護師が判断。主治医に報告や相談をする前に、家族に「死期が近いと思う。すぐに親戚を集めたほうがよい」と説明。遠方の親戚も大急ぎで駆けつけた。
>
> 　ところが実際の死が訪れたのは6日後だった。親戚はずっと滞在することはできず、一度帰宅している間の看取りとなった。「看護師の言うことだからと信じて、大切な用事もキャンセルして駆けつけたのに。かと言って、臨終にも立ち会えなかったし、遠方から何度も来るのも大変だった」と激怒。主治医からも「僕の診断では、あの時点ではすぐに亡くなるような状況には思えなかったよ。家族に断定的なことを言う前に、僕に報告してもらわないと」と、看護師だけの判断で先走ったりしないよう釘を刺された。

check!

◆医師からの説明は療養者や家族にとって重い意味をもつ
- 常に寄り添い支えるのが看護の役割なら、ここぞというときに現状と方向性を示すのが医師の役割。
- 医師と看護師で役割分担しながら療養者と家族を支えよう。

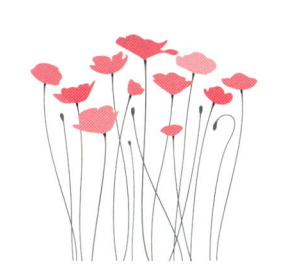

STEP 3-1 看護師が家族と話し合う
話し合う前に知っておきたいこと

●なぜ話し合うのか

　主治医からの説明・確認とは別に、看護師の視点から説明しておくべきことや、家族との間で確認しておくべきことは、やはりさまざまにある。以前に話したことでも、再度の確認が必要な場合も少なくない。話し合いの目的をまとめると、以下のようになる。

- 医師の説明を受けても"死"が間近であることを家族が認識できず、しばらくの間は大丈夫だと思っていることがあるため。
- 「"死"が間近であることを説明されなかった」と家族が訴え、問題となることがあるため。
- やり残したことがあったのにと、家族が後悔する可能性があるため。
- "死"が間近に迫っている病状を知らせることによって、本人と家族がこれからどのような生活を送りたいかを確認するため。
- 家族が納得のいく看取りのケアができるようにするため。

●何を話し合うのか

　必ず、話し合いの冒頭に「療養者本人と家族の意思を確認する」ことが必要である。あくまで医師による確認が行われていることが前提で、「再確認」という意味合いである。そのほか、家族が「慌てない」「後悔しない」ために説明をしておいたほうがよい事項がいくつかある。

- 療養者と家族の意思を確認する
- 会いたい人／会わせたい人に会うように促す
- 予測される身体的変化を説明する
- 起こり得る事態を説明する
- 看取りに向けて準備することを説明する

●「いつ」「どこで」「誰と」話し合うのか

　家族への説明と確認は、「話し合いの場」をきちんと設けて行う。また、キーパーソンに直接伝えないと、家族内で情報があいまいに伝えられ、かえって混乱してしまうことがある。「いつ」「どこで」「誰と」話し合うかを決めることが重要である。

いつ	できるだけ早いほうがよい。時期を逃さないよう注意する。
どこで	療養者が寝ている部屋を避けて、別室か、もしくは療養者のいる建物以外のところにする。
誰と	キーパーソンと介護者が同一人物であればよいが、違う場合もあるので、誰と話をするのがよいのかを家族に尋ねる。できれば関係する家族全員の参加が望ましい。

声かけ例

◆話し合いの場をつくってもらう際に

「まだ亡くなってもいないのに、こんなお話をするのは申し訳ないのですが、慌てずにそのときを迎えることができるように、いくつかのことをお話しさせていただきます。よろしいでしょうか」

「今の状態をみてどう思われますか。残念ながら、私はとても悪いように思います。もう少し今の状況についてお話ししたいので、お時間をつくっていただけないでしょうか」

●家族に配慮した声かけと、心の込もった説明

　話し合う場を設けたいと家族に呼びかける際には、言葉遣いに工夫と配慮が必要である。たとえば、死が間近に迫っていることを伝えるのに、「もうすぐ死ぬ」というストレートな表現ではなく、季節の話題あるいは本人や家族が希望していた時期などを織り交ぜて、そのときを"示唆する"表現で行うことも必要であろう。

> **声かけ例**
>
> ◆間近となった死を間接的に伝える言葉
> 「今の状態からみて、時間がないように思います」
> 「桜の花見は難しいようです」
> 「年越しは厳しいかもしれません」
> 「最後のお正月になるかもしれません」
> 「週末くらいが山かもしれません」
>
> ◆死が間近なことを家族へ伝える言葉
> 「いよいよ、そのときが近いようです」
> (そのときっていつですか？)
> 「人によっていろいろ違うのですが……。医師は1週間と言いましたが、この状態ですと3日くらいで、という方もいますよ」

●家族の受け止め方は"まちまち"

「死」が近い、と伝えられた家族はパニック状態になることが少なくない。死の直前になって世間体を気にし始めて入院を希望したり、遺産相続の問題があるから生きていてほしいと突然、治療の継続を希望したり、ときには遺産相続に看護師が巻き込まれることもある。

また、いよいよそのときが近づいてくると、想像もしなかった事態が起こることも珍しくない。

- 「そんなこときいていませんでした」と突然言い出す。
- 親戚間での理解が全く違っていて混乱が生じる。
- 家族間に意見の相違が生じ、「もう一度説明してください」と言われる。

死が近いことに対する家族の受け止め方はまちまちである。だからこそ、死が近いことは「暗黙の了解」ではなく、話し合う場を設けて、ときに複数の家族と共有することが重要である。その際、療養者への配慮も忘れてはならない。

> **声かけ例**
>
> ◆聴覚は最期まで残ることを伝える
> 「呼びかけても返事がないとしても、耳は最期まできこえていると言われています。ですから、ご本人の近くでは、きかせたくない話はしないほうがいいと思いますよ」

●家族：医療者＝1：2もしくは2：1以上で

　いずれの割合でもかまわないが、話し合いは1：1では行わないことが望ましい。

　参加する家族が1名だけの場合は、後でその人から他の家族員に説明することとなり、質問されて答えられずに困ったり、なぜ確認しなかったのかと責められたりすることもある。病状の理解を一人に背負わせないためにも、きいた／きかなかった／誤解していた、といった事態を避けて正しい情報を伝えるためにも、特に意思決定のキーパーソンとなる家族には参加してもらうように伝える。

　また、事前（別の日）に、医師から病状や予後の説明がされていることを前提として、看護師が家族と話し合う場を設けるが、看護師が医師からの説明の場にも同席できれば、その後の説明の補足や家族の支援においても、医師のフォローをしやすくなる。看護師が家族と話し合う際には、必要に応じて、ケアマネジャーなど他の支援者にも同席してもらうとよい。

> **エピソード**
>
> **◆家族が「死」を受け入れられない**
>
> 　状態が悪化していて最期のときが近いことを説明しても、家族は理解していない様子。血圧が低下していて動かしたら亡くなる可能性があることも伝えたが、民間療法の治療院へ連れて行った。帰宅後亡くなったと思われるが、翌日連絡が来て訪問したときには、死後硬直がかなり進んでいた。残された小学生の子どもへは何の説明もされておらず、急なお別れとなってしまった。家族は「こんなにあっけなく死ぬとは思っていなかった」の繰り返し。希望をもっていたのだろうが、進行も早く、十分なかかわりができないまま終わってしまったケースだった。

> **エピソード**
>
> **◆介護者が医師でどのように声をかければよいのか悩んだ**
>
> 　死が迫ってきた老齢の母親。主介護者の息子は医師。「きっと何でもわかっていて、看取りもスムーズにできるだろう」と思っていたのだが、実際には事態を受け入れることができず、目をそらし続けた。せっかく在宅での看取りを準備していたのだが、それが活かされることなく亡くなった。
>
> 　医師としてのプライドがあるのではないかと思い、どうアプローチすればよいのか悩んだ。「先生はもうよくご存知だと思いますが、少なからず在宅での看取りを経験している者として、一応確認のためにお話しさせていただきたいのですが」と、あくまでも"確認のため"という謙虚な態度で接すればよかったのだろうかと今になって思う。

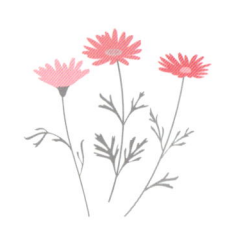

STEP 3-2 看護師が家族と話し合う
療養者と家族の意思を確認する

●意思確認の必要性

あらかじめ療養者本人と家族の意思を確認しておくのには下記の理由がある。

- 正確な情報や選択肢をきちんと伝えたうえで、本人や家族にどうしたいかを考えてもらう必要があるため。
- どのような思いで過ごしているのかを確認しなければ、間違ったアプローチをしてしまう可能性があるため。本人も家族も、実際に最期となると、不安になったり本当にこれでよいのかという気持ちになったりと心が揺れ動くので、意思の確認はさまざまな形で何度も行う必要がある。
- 本人と家族の意思が違う場合があるので、両者から話をきき、双方の意思を知る必要があるため。
- 状況を知らない親戚などから「入院をさせないで死なせた」「入院していたらもっと生きられたのではないか」と言われ、後で家族がつらい思いをすることがあるため。
- 本人や家族の心の奥深くまで入り、感じ取り、本当に望んでいる療養生活・生き方・死に方ができるように支援するため。

●家族の意思は具体的に確認する

家族に対する意思確認は、療養者本人にきこえないところ（隣の部屋など）で、病状の説明・確認をしながら行う。具体的な言葉で、在宅での看取りでよいのか最終的な意思を確認する。

> **声かけ例**
> ◆家族の意思を確認する
> 「先生から何度か説明を受けたり、○○さんの状態をみておわかりだと思いますが、"そのとき"が近づいているように思います」
> 「人の生命力は計り知れないものですから、一概には言えないのですが、死がかなり近づいていると思います。再度、確認させていただきますが、このまま家で亡くなるということでいいのですね」

在宅での看取りに迷いがない場合

「もう十分承知しています。このまま静かに家で最期を看取ってやりたいと思っています。本人もそう望んでいると思います」

このように家族が答えたら、最期までバックアップすることを伝えよう。

> **声かけ例**
> ◆家族が在宅での看取りに迷いがない場合
> 「ご家族やご本人が望まれる方向で全力を尽くします。こうしてほしいというご希望があればお伺いします。私（たち）に確認しておきたいことはありませんか」

在宅での看取りを迷っている場合

どうして迷っているのかをきいてみよう。迷いの要因として次のようなことが考えられる。

①入院させたほうがよいのではという気持ちがある

この場合、「なぜ入院させたほうがよいと思うのか？」「本人はどうしたいのか？」「家族はどうしたいのか？」など、本人と家族の気持ちを知る必要がある。

②介護疲れがある

家族が介護疲れで、最期までみられるかどうか不安に思っていることもある。まずは、「いろいろな解決方法がある」ことを伝えよう。精神的・身体的な介護負担を軽減するための援助としては、「在宅サービスや親戚の助けを借りる」「療養者を一時的に入院させる」などがある（看取りを支えるサービスについてはp.124も参照）。

また、在宅死および病院死のメリットとデメリット（**表1**）を話すことも大切である。在宅で医療者が近くにいないことに家族が不安を感じているよ

表1　在宅死および病院死のメリット・デメリット

在宅死	メリット	・住み慣れた場所で家族と一緒に最期を迎えられる ・生活のリズムが自由なため、自分のペースで過ごせる
	デメリット	・医療者が近くにいないので不安がある ・家族の身体的・精神的負担がある
病院死	メリット	・医療者が近くにいることで病状の変化に素早く対応してもらえる
	デメリット	・家族とゆっくり過ごす時間があまりもてない ・病院の規則・時間に拘束されることが多く不自由 ・慣れない環境の中で過ごす必要がある

うな場合は、いつでも看護師に相談できることを伝え、連絡先を教える。

③死後のケアに不安がある

　亡くなったらどうしたらよいのか、遺体をどのようにすればよいのか、といった不安を感じている人は多い。それを口に出せない人もいる。このような場合、看護師に相談すればよいこと、24時間いつでも連絡が可能であることを伝えておく。死後のケアは、葬儀業者に頼むこともできるが、家族や訪問看護師も行えることを説明する。

④療養者本人と家族、または家族間で意思の相違がある

　このような場合は、看護師が療養者本人や家族の気持ちを代弁して双方に伝える役割を担ったり、気持ちを率直に伝え合うことができる場を設けたりするなど、コミュニケーションを十分にとりながら調整する。ただし、あくまで「療養者中心」であることを忘れないようにする。

> **声かけ例**
>
> ◆**介護疲れがあり迷っている場合**
> 「在宅の場合、今まで過ごしてきた思い出の場所で、家族に囲まれながら最期のときまで一緒に過ごすことができます。ですが、お世話を続けることが大変であれば、よい方法を一緒に考えましょう。いろいろ方法があると思います」
>
> ◆**家族が不安を感じないように**
> 「困ったとき、不安があるとき、必要なときは、いつでも連絡をください。夜中でも訪問します」
>
> ◆**本人と家族で意思が違う場合**
> 「ご本人はこのようにおっしゃっていましたが、ご家族はそれについてどのように思われますか？」

家族が「死が近いこと」を認識していない場合

何度も説明や確認をしているはずなのに、「えぇっ、もう死ぬんですか!?」などと家族が言うことがある。このような場合は手間を惜しまず、再度、初めのプロセスに戻る（p.43参照）。必要に応じて主治医に説明し直してもらうよう、看護師から主治医に働きかける。

●看護師自身の意見をはっきりさせておく

病状・環境・家族関係などを看護師の客観的な視点でとらえ、看護師としては、どこで最期の時間を過ごすのがよいかを考えておく必要がある。看護師のスタンスを下記にまとめる。

- 療養者や家族、あるいは医師の言いなりになるようなことがあってはならない。
- 看護師の意見・価値観を押し付けてはならない。
- ときには、説得や、環境を変える援助をすることがあってもよい。

また、療養者本人と家族が在宅での看取りを希望しているのに、いざとなったら主治医が「在宅死への援助はできない」ということでは困ってしまう。病状が安定しているうちに主治医の考えを必ず確認しておこう。

check!

◆**在宅での看取りに固執しない**
- 在宅で看取ると一度決めても、さまざまな事情から家族の気持ちは揺れ動くものである。
- 最終的に病院での看取りとなったとしても、それを「失敗」と決めつけてはいけない。
- 大切なのは療養者と家族の意思決定をサポートすることである。

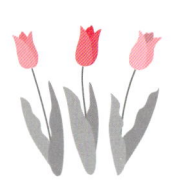

STEP 3-3 看護師が家族と話し合う
会いたい人 / 会わせたい人に会うように促す

● 本人が納得、満足するために

　自分で外出したり電話をかけたりできなくなると、家族に手間をかけることを遠慮して、自分のやりたいことを言い出しにくくなる人が多い。最後にどこか出かけたいところはないか、また、会って話をしておきたい人がいないかをきき、それを叶えてやることも、家族や身近な人に支援をお願いしたいことの一つである。逆に、家族にはきかれたくないという場合もあるため、本人一人のときに看護師がきいてみるのもよい。

　結果的に間に合わなかったとしても、準備期間が充実していれば、後悔も少なくて済むことが多い。

> **声かけ例**
>
> ◆本人がやり残したことはないかを尋ねる
> 「行ってみたいところや会いたい人、やってみたいことなどありませんか。叶うかどうかはわかりませんが、頑張って応援したいと思います」
> ※ただし、この声かけはタイミングを十分見計らう必要がある。

● 死後にしこりが残らないようにするために

　「最期のひと息を看取れなかった」
　「連絡をもらったのが遅くて死に目に会えなかった」
と、親戚などから家族が責められることがある。場合によっては相続問題に発展するなど、家族間・親戚間の確執の火種ともなりかねない。トラブルに発展せずとも、最愛の人を失い深い悲しみに包まれている家族に追い討ちをかけることになる。

それらを考えると、死期がみえてきた時点で本人や家族に声をかけ、会いたい人／会わせたい人への連絡を促すことは大切である。死ぬ間際では家族が落ち着いて思い出せないかもしれない。できれば意識がはっきりしているうちに、一度きちんと会えるようにしておいたほうがよい。そうすれば、結局は間に合わなくても大きな不満とはならず、しこりとして残るようなことは少ないだろう。

> **声かけ例**
>
> ◆連絡を促す
> 「今すぐどうこうということではないのですが、まだ意識がはっきりしているうちに本人が会いたいと言っていた人、あるいは皆さんが思いつく会わせたい人や、本人に会いたいと言っていた人などと、会う機会をつくったほうがいいかもしれません」
> 「本人が話せるうちに会わせたいと思われるのであれば、今度の週末（または来週末）では間に合わないかもしれません」
>
> ◆家族がしてやりたいことはないか尋ねる
> 「ご本人がやってみたいと言っていたことはありませんか。叶える方向で考えてみましょう」
> 「もう無理だろうと思わないで、心残りがないように、家族としてできることを精一杯やってあげましょう。何でも相談してください。できないと思うことでも案外できるかもしれませんよ」
>
> ◆できるだけ一緒の時間を大切にすることを提案する
> 「ご本人の目が覚めたときに誰かいないと、不安になったり寂しく思うかもしれませんので、なるべく一緒にいてあげてください」
> 「充実した時間となるように一緒に過ごす時間をもてるといいですね」

●神父や牧師など、信仰上会いたい人にも会えるように

信仰する宗教によって、この世との別れ方にはかなりの違いがある。特に信仰心の厚い人の場合は、その人の気持ちが満足するような支援を心がける。同様に、家族が後悔しないよう支援することも大切である。

> **エピソード**
>
> ◆**長年連れ添ってきたパートナーを看取ることができた**
>
> 　がん末期の70歳代の男性。20年以上一緒に暮らしてきた女性がいたが、体調を崩し入院していた。女性の入院期間が長くなり、男性の容態も悪化してきた。訪問看護師は、二人がお互いに思い遣りながら過ごしてきたことを知っていたため、男性の長女に「お二人がもう一度ゆっくり会えるとよいと思うがどうでしょうか」と尋ねた。長女も「入籍はしていませんが、二人は夫婦だと思っています。父は私に遠慮して会いたいと言わないのだと思いますが、会わせてあげたい」と話された。
>
> 　男性が外出するのは体力的に難しいため、女性が入院している病院の看護師と相談し、外泊という形で女性が自宅に戻る手配を進めた。外泊してきた翌朝、女性に手を握られながら亡くなった。「今までありがとう、と伝えることができました」と女性も嬉しそうだった。家族の形はさまざまで、自ら希望を言わないこともあるが、それぞれの人生に寄り添って、時には代弁することも訪問看護師にできる支援だと思った。
>
> ◆**自宅で牧師と会えたことで満足して安らかに逝く**
>
> 　がんの末期の療養者が「僕はクリスチャンで、以前は教会にも通っていたんだよ。もう一度、教会に行きたいな」と話した。妻は教会に通っているため、その言葉を妻に伝えたところ、「牧師さんや周りの方も、夫のことを気にしてくれていました。教会に行くのは難しいと思いますが、相談してみます」と。後日、牧師が自宅を訪問し、妻や子どもと一緒にお祈りをした。「満足して旅立ったのではないかと思います」と妻も満足したように話した。

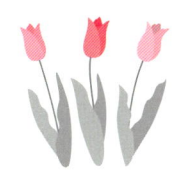

STEP 3-4 看護師が家族と話し合う
予測される身体的変化を説明する

●説明する理由と時期

　死に至る際の自然な症状を家族が知らないために、療養者の「変化」を「苦痛」ととらえてしまうことがある。小さな変化で家族が動揺したり、慌てて救急車を呼んだりしてしまうことがあるので、起こり得る身体的変化を説明しておく必要がある。

　この時期になって、「苦しそうだから」と入院させることは、それまでの看護・介護の苦労が無に帰すことに相当する。何より本人の意思を尊重できなくなり、往々にして結局は家族も後悔することになる。そのような事態を避けるためにも、死が間近に迫ると徐々に身体機能が低下し衰弱が始まることを、変化の具体例を挙げながら説明する。特に死の直前には大きな変化がみられるが、苦しさの現れではないので見守るよう話す（➡詳しくはp.75、77を参照）。

　また、自分では動けない人が楽な姿勢になれるよう体位変換をしてあげたり、枕を整えてあげたりなどの配慮も、そばについている家族だからこそできることとして有効であると伝える。

　家族から、「今後どんな症状が出てくるの？」「どんなふうになるの？」などの質問があったときが説明のチャンスである。

●"余計な不安"を与えないよう、説明の前にアセスメントを

　説明したことがかえって不安要因となり、パニックを起こす家族もいる。また、説明したすべての症状が必ず起こるとは限らない。大切なことは、起こる症状はいずれも特別なものではなく、死に至る身体の自然な経過であるとわかってもらうことである。まずは療養者の身体のアセスメントを行い、

その結果によっては説明を省いたり、タイミングを見計らったほうがよい場合もある。

●食事および水分の摂取量低下について説明する

　死が近づいて衰弱し始めているときの変化の一つに、食事や水分の摂取量低下がある。食べられなくなってくることに、過度に不安を抱く家族がいるが、それは自然な変化だということを伝え、衰弱期の食事をどのようにすればよいのかを具体的に示し、家族のケアをサポートする。

> **声かけ例**
>
> ◆食事・水分摂取量低下について説明する
> 「食欲がなくなり、ほとんど食べられなくなることは多いです。飲み込みが悪くて、食べても吐いてしまうこともありますが、すべて自然な変化なので受け止めましょう」
> 「食事や水分が不足すると脱水状態になることもあります。だからといって必ずしも何か治療が必要ということではありません。死が近づいてくるとそうなることが多いのです。そういうとき、私たちはご本人の希望を第一に考えますが、特別なことはせず、見守ることのほうが多いかもしれません」
>
> ◆食事のケアのポイントを指導する
> 「本人が飲食を拒否したり、飲み込みが難しかったりするときは無理にすすめないでください」
> 「好物を準備し、本人のペースで、少しずつ、食べたいときに食べてもらうようにしましょう」
> 「ゼリーや果物など、さっぱりした、のどごしのよいものをすすめてみるのもいいですね」
> 「お口の中が清潔に保たれていないと美味しく食べられません。口腔ケアをしてみましょう。たとえば、3％レモン水でのうがい、あるいはお口を拭いてあげたりするだけでもさっぱりとして食欲が出るかもしれません」

●点滴実施の検討について支援する

　食べられなくなり、水分が摂れなくなってきたときに、点滴をするかどうかで悩むことがある。末期の状態では、点滴をすることでかえって療養者の苦痛につながることもあるため、看護師は、メリット・デメリットを整理して情報を提供し、判断を助ける。代表的な判断例を次に示す。なお、点滴に

関する意思決定支援については p.35 も参照してほしい。

- 消化器疾患の場合など、最初から点滴をしていた場合や本人の強い希望がある場合は、点滴を実施するかどうか検討する。
- 余命がごくわずかと判断される場合、点滴による浮腫の増強、同一体位の苦痛などを考えて行わないことのほうが多い。

　それでも判断は難しい。本人の意思と家族の意向を重視しながらも、医学的な観点から看護師なりの判断も用意しておくとよい。点滴の指示をするのは主治医であるが、看護師は本人の安楽を最優先して、病状や介護力とのバランスをみながら判断する。

　CVカテーテルやポートがない場合は、末梢血管からの点滴となるが、刺入困難であったり漏れによる腫れ・滴下不良、留置針が抜けたり接続が外れたりすることによる出血など、医療者が24時間いない在宅では安全面からして難しい場合もある。皮下注射は刺入が簡単で、ゆっくり吸収されるため身体への負担が少なく、万が一抜けても出血の心配もないので、在宅では比較的安全な方法であるといえる。

エピソード

◆最後まで何かしてほしい、してやりたいという思い

　本人も家族も点滴を希望し、「家族のために一生懸命働いてきたお父さんに、最後まで何かしてやりたい。つなげてもらった点滴を管理するのが私の役割」と妻の言葉。医師の指示で、苦痛が出ない程度の最小限の量の点滴であったが、しばらく続けた。妻は「看護師さんが点滴に来てくれたよ」「点滴してもらってよかったね」と声をかけていた。やがて軽度の浮腫が出始めた頃、亡くなった。身体の状況にもよるが、何もしてあげられなかったと後悔されるより、苦痛が出ない程度の点滴であれば希望に応じて行ってもよいと思う。

◆「点滴はしないでほしい……」

　腹水による腹満著明で苦痛が強く、定期的に腹水を抜いていた。意識が低下してきた頃、本人から「先生、もう水も抜かなくていいし、食べられなくても点滴はしなくていいよ」との申し出。それ以降は、痛みや苦痛を訴えることなくウトウトしていた。腹水で命をつなぎお腹がペッタンコになった頃、静かに息を引き取った。「お腹が楽になって旅立ててよかった」と、家族の心も穏やかであった。

check!

◆**看取りの時期の医療行為について**
- 点滴などの医療行為を行うのか行わないのか、また、その意味づけもケースによってさまざまである。
- 点滴より酸素療法のほうが医療依存度が高いと考える人もいるので、医療者の思い込みでその是非を決めつけないようにしたい。

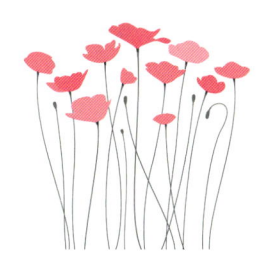

STEP 3-5 看護師が家族と話し合う

起こり得る事態を説明する

●「もうすぐ死ぬ」ということを、きちんとわかるように伝える

　自宅で看取るために、家族は精一杯の介護をしてきた。傍目にはそうみえたにもかかわらず、死の直後に家族が青ざめた表情で、「まだ何もしていない」「やり残したことがある」などと後悔した様子をみせることがある。これらは、家族に「もうすぐ死ぬ」ということをきちんと説明しておくことで予防できる。

　「もうすぐ死ぬ」ということは、「今しかない」ということである。このことを、家族にしっかりと理解してもらわなくてはならない。一緒に寝ること、そばにいて話をきくこと、言葉のコミュニケーションだけでなく手を握ってそばにいるよう家族に働きかけることなどが、死後に家族が後悔しないようにするうえで重要である。

●付きっきりでみていても、静かに一人で息を引き取ることもある

　「最期のひと息をみんなで看取ってあげよう」とそばで待機していても、あるいは一緒に寝ていても、気がつかないうちに呼吸が停止していることはある。そんなときでも家族が後悔しないために、前もって、「そういうこともあり得る」と説明をしておく。

　「ちょっとトイレに行った隙に呼吸が止まった」
　「朝方、うたた寝している間に呼吸をしなくなっていた」
　「本人の希望で近所まで買い物に行って帰宅したら亡くなっていた」
などということはよくある。「入院していても、そういうことは起こるんですよ」という言葉を添えて、静かに一人で息を引き取ることがあると伝えておこう。

> **声かけ例**
> ◆静かに一人で息を引き取ることがあると伝える
> 「朝起きてみたら、眠っていると思っていたのに呼吸が止まっていることがあるかもしれません。ご本人は、ご家族を心配させないようにと思って、そっと天国に逝きたかったのかもしれません」
> 「ご家族が気づかないほど、ご本人は苦しみなく安らかにあの世へ逝かれたのですよ」

エピソード

◆最期の瞬間に立ち会えなかった

　母親を自宅で看取ることを希望して介護していた娘。今夜かもしれないと説明があり、最期の瞬間を確認しなければと、トイレにも行かず一晩中眠らずにそばでみていた。しかし、朝、ゴミ捨てに行って戻ってくると呼吸が止まっていた。「自宅でみていたのに最期の場面に立ち会えなかったことがとても残念だった」と後悔していた。家でみていても、必ずしも最期の瞬間に立ち会えるとは限らないこと、家族が普通に生活している中で亡くなっていくことのほうが多いことを伝えておくべきだった。

◆死亡に気づかず、数時間が経ってしまった

　ずっと付き添って介護をしていた妻が、買い物から戻ってきたときには、夫は静かに眠っているようにみえた。片づけをした後、しばらくベッドのそばでウトウトして起きると、夫はすでに冷たくなっていた。「買い物に出る前は、変わらず息をしていたんですよ。帰ってきたときは全然気が付かなかったけれど、もしかするともう息をしていなかったのかもしれない」と妻はショックを受けていた。「ご家族がわからないくらい静かに亡くなるということは、よくあることなんですよ」と言葉をかけたが、「最期のひと息を看取ってあげたかった」と寂しそうにしていた。ほんの少しそばを離れたときに亡くなることもあるということを前もって話しておけば、妻のショックもいくらか小さくなったのではないかと胸が痛んだ。

●介護をしている最中に急に息を引き取ることもある

　介護の最中にも、次のようなことが起こり得る。
「水を飲みたいというので吸い飲みでほんの少し水をあげた。そうしたら

数日以内の死が予測されるとき　67

急に息が止まってしまった」

「プリンなら少し食べたいというので、少量だけ口に入れた。しばらくしたら息をしなくなっていた」

「身体の向きを換えていて、ふと気づくと息をしていなかった」

「車いすに移してほしい、起こしてほしいというので、そのとおりにしたら、そのまま亡くなった」

「いつものように清拭して、片づけが終わって声をかけたら、返事がなかった」

介護をしている最中に、あるいは直後に息を引き取ることがある。直接的な原因をあれこれ探ることより、最期までその人らしく生きるために支えた家族の気持ちを大切にしたい。

家族が親戚から非難を受けることや、あるいは一生、後悔するような事態を回避する意味でも、介護をしている最中に急に息を引き取ることもあると、前もって具体例を挙げながら説明しておく必要がある。

> **声かけ例**
>
> ◆介護をしている最中に急に息を引き取ることがあると伝える
> 「水を飲んでいる最中に息が止まることもあります。だからといって水をあげることを恐れないでくださいね。もし、そこで息が止まってしまっても、後悔などする必要はありませんよ。だって医師や看護師が水をあげてもそうなることはあるのですから。むしろ、ご家族から水をいただきながらあの世に逝けることを喜んでくださるかもしれません」

●介護職にも、自責の念をもたないように伝えておく

また、こうしたことは家族だけでなく、他の在宅サービススタッフ（例えば介護職や介護ボランティアなど）にも説明しておく。特に独居の場合は、家族に代わって介護職がそばに付き添うことが多く、介護職が気づかないうちに亡くなることも往々にしてある。介護職が自責の念をもつことのないように、あるいは家族に責められるという事態が起こらないように、両者に説明しておくことが必要である。

> **check!**
>
> ◆ 「看取りのパンフレット」を活用しよう（巻末付録 p.155 参照）
> - 亡くなるまでの身体的変化や起こり得る事態についてまとめた簡単な資料があると、繰り返し読むことができるので、家族は安心する。その内容は療養者に合わせてアレンジしたい。
> - 渡すタイミングは家族の様子から判断しよう。

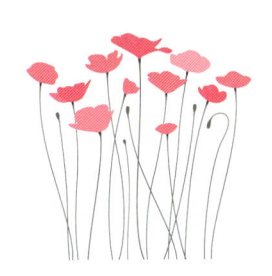

STEP 3-6 看護師が家族と話し合う
看取りに向けて準備することを説明する

●動揺したり慌てたりしないために

死が間近となったときには、下記のようなことを前もって伝えておく必要がある。

- 亡くなったときに着せる衣服の準備
- 遺影に使う写真の準備
- 葬儀についての考え方
- 参考となる本を紹介する
- 預貯金通帳等の整理
- 連絡先一覧表の整理

●亡くなったときに着せる衣服の準備

亡くなったときに着せる衣服には気を配りたい。衣服は家族に準備してもらうが、最近では本人が準備している場合もあるので確認する。用意される衣服はさまざまで、和服（着物）という場合もある。着付けを習う必要はないが、少なくとも襟の合わせ方や帯留のあしらい方など、着物の基本的な知識はもっておく必要があるだろう。

実際に下記のような衣服が用意されることがある。

- 白い正絹を自分で縫って準備された、まさに"死装束"
- 50年前のお見合いで着たお気に入りの着物
- 大事にとっておいて一度しか着なかった大島紬のアンサンブル
- その日のために子どもたちからプレゼントされたスーツ
- チマチョゴリなどの民族衣装
- 神社の総代として、お祭りの際に必ず着ていた着物

- 子どもの七五三のときに親として着た思い出の着物
- 遺影を撮ったときと同じ洋服
- コーラスの発表会で着た衣装
- スーツに帽子までそろえたこだわりのコーディネート
- 趣味の洋裁で、自分で作った服

どのようなものであっても、「その人らしい衣服」で最期を飾れるようサポートしたい。死装束は葬儀業者が用意したもので構わないと考えている家族であっても、看護師の声かけが思い出の衣服を探すきっかけになることもある。肌着の準備を忘れていることもあるので確認しよう。

エンゼルケアのための物品（口腔ケア用品、冷却用アイスノン、フィルム剤など）も事務所に用意しておく。

声かけ例

◆亡くなったときに着せる衣服の準備を促す

「この世にお別れして、あの世に旅立たれるのですから、ご本人らしいものを着せてあげましょう。何でもお着せしますよ。どうぞご家族で相談して選んでおいてください。そのときになってからでは、探し出せなくて、悔やまれることもありますから」
「好きだった洋服など、ご本人らしいものがいいでしょう」
「あの世に着ていくものですので、よく考えましょう」
「和服でも洋服でも何でもお着せしますよ」
「ご本人が準備されている場合もありますよ」

エピソード

◆死装束は本人が用意していたチマチョゴリ

「何か着せてあげたいものはありますか？」と事前に家族に確認したところ、本人が自分でそのときのために白いチマチョゴリを用意していた。着せ方がよくわからなかったが、家族に手伝ってもらい、何とか旅立ちの準備ができた。

◆神様には模様がみえる？　黒留袖での旅立ち

「最期はこれで」と出されたのは、裾に素敵な刺繍の入った黒留袖。家族と一緒に着付けをしたところ、死装束の作法に従って、左側の襟を下にする「左前」にするとせっかくの刺繍が隠れてしまう。「どうしよう？」と家族と相談したところ、「私たちにはみえなくても神様にはみえるから」と、結局左前で着付けをした。

●遺影に使う写真の準備

　亡くなった後で遺影に使う写真がなく、慌てることも多い。高齢者の場合、写真撮影の機会が少ないので、症状が落ち着いているときに看護師が撮影してもよいだろう。

> **声かけ例**
> ◆遺影に使う写真の準備を促す
> 「写真も慌てると出てこないものですよ。一応選んでおいたほうがいいのではないでしょうか」

●葬儀についての考え方

　葬儀をどのようにするのか、全く考えていない家族もいる。準備ができているかどうか、さりげなく確認しておくことは必要である。「どこか紹介していただけませんか」と相談される場合もあるので、地域の情報も収集しておいたほうがよい。

> **声かけ例**
> ◆葬儀に関する準備の確認
> 「こんなことを言うと失礼かもしれませんが、葬儀屋さんなどは決まっていますか？」

●参考となる本を紹介する

　「死」に対するイメージをつかんでもらうために、「在宅ケア」や「死」に関する本を紹介し、読んでもらうのも1つの方法である。病状が安定している時期に読んでおいてもらうとよい。

●預貯金通帳等の整理

　故人名義の通帳では、死後に現金の引き出しができないことがある。また、解約の手続きに時間がかかることもある。実際に、本人が療養費や葬儀代になればと思って用意していた預貯金が下ろせなかったことがある。まだ余裕のある時期に、折を見て、経験談やアドバイスを伝えておくとよい。

●連絡先一覧表の整理
　慌てて気が動転していると、何がどこにあるのかがわからなくなる。そのときに連絡しなければならない相手の電話番号などを整理し、一覧表にして、わかりやすいところに貼っておくよう声をかけておこう。

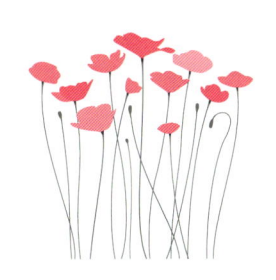

	看護師のチェックリスト：数日以内の死が予測されるとき	
☐	医師から療養者に対して、病状について何をどこまで説明されているか、確認したか	p.43
☐	医師から家族に対して、病状について何をどこまで説明されているか、確認したか	p.43
☐	医師から家族への説明は、家族全員にされているか、キーパーソンはきいているか、確認したか	p.43
☐	療養者が、病状や予後（死期）について理解しているか、確認したか	p.43
☐	家族が、病状や予後（死期）について理解しているか、確認したか	p.43
☐	療養者や家族が死期について理解していない場合、医師に再度説明してもらえるよう依頼したか	p.44
☐	療養者本人の意思を確認したか	p.55
☐	家族への説明の場を設け、意思を確認したか（特にキーパーソンの意思を確認したか）	p.51, 55
☐	療養者が会いたい人がいないか、確認したか	p.59
☐	家族に、療養者に会わせたい人がいないか、確認したか	p.59
☐	家族に、予測される食事・水分の摂取量低下について説明したか	p.63
☐	家族が、点滴をする/しないの判断を迫られたとき、利点・欠点を交えて説明できたか	p.63
☐	家族に、起こり得る事態（付きっきりでみていても気がつかないうちに亡くなることもある、介護中に亡くなることもある、等）を説明したか	p.66
☐	介護職にも、起こり得る事態を説明し、死への理解を支援できたか	p.68
☐	家族に、亡くなったときに着せる衣服の準備ができているか、確認したか	p.70
☐	家族に、遺影に使う写真の準備はできているか、確認したか	p.72
☐	家族に、葬儀について決めているか（やる/やらない/方法）、確認したか	p.72
☐	家族に、預貯金通帳等の整理はできているか、確認したか	p.72
☐	家族に、連絡先一覧表の整理はできているか、確認したか	p.73

24時間以内の死が予測されるとき

STEP 4 死が"間近に迫っている"と判断する

●臨死状態/危篤状態の兆候をつかむ

身体状況をアセスメントして、看護師なりに死が間近に迫っていることを判断する段階である。おおむね24時間以内の死が予測されるときが、いわゆる臨死状態/危篤状態である。下記の項目が目安となる。

- ☐ 血圧が低下する（測定不可能）
- ☐ 脈拍の緊張が弱くなる
- ☐ 尿量が極端に少なくなる（あるいは排尿なし）
- ☐ 手足が冷たくなる（色が紫色に近くなる）
- ☐ 呼吸状態が変化する
  （チェーンストークス呼吸・肩呼吸・下顎呼吸など）
- ☐ 傾眠傾向で呼びかけても応答・反応が少ない

ほかにも、肛門が弛緩して便が出てくるなどの兆候もある。

●主治医に連絡する

上記のような兆候がみられたら、まずは家族に、看護師としての判断を伝え、主治医に連絡をとる。このとき、客観的な情報を整理し、なぜ臨死状態にあると判断したのかを伝えることが重要である。

> **エピソード**
>
> ◆看護師の迅速な判断と医師への連絡で家族が臨終に間に合った
>
> 　がん末期で独居の療養者。訪問直前にはいつもどおり昼食を摂り、声かけにも返事をして、いつもと変わりないとのヘルパーからの申し送り記録があった。しかし血圧が測れず手足の色も悪い。すぐに主治医へ連絡し往診に入ってもらった。今日明日かもしれないという診断があり、遠方に住む息子へ連絡。夜中に駆け付け、早朝に息を引き取った。「死に目には会えないと覚悟していたが、いいタイミングで連絡をいただけてよかった」と感謝された。

check!

◆看護師の目で 24 時間以内の死が予測されたら
　①まず、家族に看護師なりの判断を伝える。
　②次に、主治医に連絡し、"そのとき"に備える。
看護師の判断と説明だけで動かない！

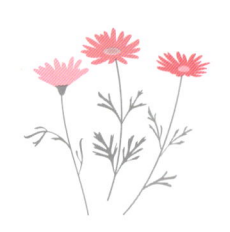

STEP 5-1 看護師が家族と話し合う
予測される身体的変化を説明する

●傾眠について説明する

　死を目前とした時期には、傾眠傾向となり、目をつぶってウトウトすることが多くなる。家族は「話しかけてはいけないのでは？」と思い、そっとしておくことが多い。それはそれで大切なことだが、「時々は、そばにいるよと話しかけていいですよ」と、本人と家族がともに安心できるように働きかける。家族の中には、話ができなくなってきたことを寂しく思っている人もいる。しかし、そばにいるだけでも、本人は安心するのだということを伝えたい。

> **声かけ例**
>
> ◆傾眠について
> 「眠っていることが多くなります。眠っているようにみえても、ぐっすりではなくうつらうつらした状態です。声をかけるとすぐ目を開ける状態でしょう。話しかけてもいいと思いますし、静かに見守るのもよいでしょう」
> 「耳慣れた家族の声は一番よく伝わります。安心できるよう、最期まで声をかけてあげましょう」

●体温・脈拍・血圧について説明する

　感染兆候がなくても、死の24〜48時間くらい前には発熱することがある。これは、視床下部の体温調節中枢が正常に機能しなくなるためで、臨死期のバイタルサインは死を予測する一つの目安となる。体温上昇とともに、脈拍の上昇や血圧の低下（ときに上昇）が起こることもある。
　体温が1℃上昇すると、1分間当たりの脈拍も10回くらい上昇する。臨終

間際の人は体温の上昇とともに脈拍も上昇するが、ある時点から脈拍は上昇しているのに体温が下がり始めることがある。これを診断学の用語で「死の交叉」と呼び、まもなく死が訪れることを意味する。時期によって、感染や脱水による発熱との違いを見極めることが必要である。

家族の中には、脈の変化をみている人もいるので、その場合は家族にもわかりやすい脈のとり方を指導しておく。

> **声かけ例**
> ◆体温・脈拍について
> 「意識がもうろうとし始めてくる頃に、突然高い熱が出ることがあります。これは中枢性の熱といわれるものです。もし汗をかいていたら、こまめにふいてあげたり、氷枕や冷たいタオルなどを当てて、少しでも気持ちよいと感じられることをしてあげてください」
> 「心臓も弱ってきて、脈も触れにくくなります」

●呼吸について説明する

死の直前には呼吸状態が変化することがよくある。その状態をみて、家族は「苦しいのではないか」と思い、慌てて救急車を呼んでしまうことがある。この時期の呼吸の変化は、苦しさの現れではないので、落ち着いて見守るよう話す。

●呼吸の種類とその状態の伝え方

臨死期に現れることの多い呼吸パターンと家族への伝え方を以下に示す。

チェーンストークス呼吸	「10～30秒ほど呼吸が止まり、その後、浅めの呼吸からゆっくりと深く大きな呼吸へ、というリズムを繰り返します」
死前喘鳴	「喉の奥で、ゼロゼロ、ヒューヒュー、という音を発しながら呼吸をします」
肩呼吸（努力呼吸）	「息をするたびに肩を動かして、懸命に呼吸しているような様子で、本当に肩で呼吸しているようにみえます」
下顎呼吸	「魚のように、下顎をパクパク、カクカクと動かして呼吸します」

> **エピソード**
>
> ◆「看護師さんの言ったとおりでした」
>
> 　いよいよ今日明日にも亡くなりそうな状態。医師からも説明されたが、家族はあまりピンと来ていないようだった。そのため、改めて「今晩亡くなるかもしれません。この先、呼吸の様子が、大きく呼吸をした後、10〜30秒ほど止まって、また呼吸をする波のような息の仕方になったり、下顎を上下させて浅い呼吸をするようになったりします。少し苦しそうにみえますが、本人はすでに意識が低下し苦しさを感じなくなっているので、そばで見守ってあげてください。不安に思ったらいつでも電話をください」と伝えて退出した。
>
> 　そして翌早朝に、呼吸が止まったと家族から電話。訪問すると、「昨日の夜は交代でそばにいたのですが、言われたとおりに呼吸の様子が変わってきました。言われたとおりだったので、みんなを呼んで、そばで見守ってあげてお別れができました。本当によかったです」と感謝された。具体的に伝えることで、家族が覚悟をもってみてあげられるのだなと実感したケースだった。

●臨死時の酸素療法について

　呼吸状態が変化し、脳に十分な酸素が供給されなくなった場合（＝脳内酸素の欠乏）には、脳内モルヒネ（エンドルフィン、エンケファリン）が分泌され、生命体を苦痛から保護しようとすることがわかっている。そのため、臨死期に酸素吸入することは、バランスをとろうとする身体の自然のはたらきを妨げる可能性がある。

　入院中から導入している酸素療法を在宅療養に移行しても継続している場合、臨死期になっても続けるかどうかは、家族や主治医と相談したほうがよいだろう。ほとんど意識がない状態の人が、酸素マスクや経鼻経管カテーテルを払いのけるような仕草をしたときは、無理に装着し続ける必要はないだろう。酸素療法を中止することに家族が不安を覚えているようであれば、酸素マスクや経鼻経管カテーテルを顔の近くに置いておくなどの対応をすると、安心できることが多い。

> **声かけ例**
> ◆呼吸が浅くなってきたら
> 「呼吸が浅くなると脳も低酸素状態になり、苦痛が和らぐといわれています。酸素を着けているのを嫌がるようなら、外してあげたほうが安らかに過ごせます」
> 「外しても、そのまま顔の近くに置いてあげるといいですよ」

check!

◆呼吸パターンを実践してみせておく
いよいよ死が近くなったときの呼吸の変化が家族にもわかるように、看護師がそれぞれの呼吸パターンを実践してみせておくとよい。

◆下顎呼吸が出現したら
死が数時間以内である場合が多いので、そのことを家族に話し、本人のそばで静かに見守るようすすめる。

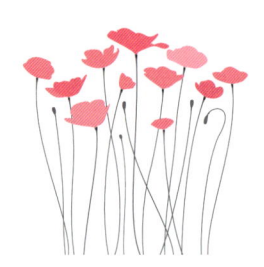

STEP 5-2 看護師が家族と話し合う
最期に家族ができることを説明する

●手を握る、声をかけながら見送る

　覚悟ができた家族でも、いよいよ息を引き取るというときには、何をしていいのかわからず、うろたえてしまうことが多い。家族に、最期まで看取ってやれたという満足感が残るように、「最期は手を握っていましょう」「声をかけてあげましょう」「そばにいてあげましょう」などと声をかけるとよいだろう。

●慌てない、取り乱さない

　家族がこれまで行ってきたことを十分認め、最期まで、覚悟を決めて、しっかりと向き合うよう促す。看取りに向けて準備してきたことをもう一度おさらいし、そのときが来ても、慌てなくてよいことを伝えよう。

●息を引き取った状態とは

　最近では、臨終の場面に立ち会う機会はあまりないので、事前に話しておくほうがよい。看護師が看取りに立ち会う場合は、「息が浅くなってきましたね」などと説明しながら過ごす。息を引き取った状態とは、以下のような状態を指す。

- ☐ 呼吸が完全に止まり、胸や顎の動きもなくなる。
- ☐ 3分以上呼吸がなければ完全に止まったと考えてよい。
- ☐ 心臓の動きが止まり、脈が触れない。
- ☐ 声をかけても反応がなく、ぐったりしている。
- ☐ 手足が冷たくなり、皮膚が暗紫色に変わる。
- ☐ 尿または便の失禁があることもある。

●第一連絡先は誰か

連絡先一覧表の中で、誰に、どの順番で連絡するかを確認する。主治医にいつ連絡するかは、看護師が調整しておくほうがよい。

> **エピソード**
>
> **◆看取りに不安を感じていた家族をサポート**
>
> 本人の希望で、自宅での看取りを選択した家族。ところが家族は、「最期はどういうふうにしてあげたらよいのか？ 家族だけで大丈夫なのか？」と強い不安を抱いていた。いよいよそのときがきたが、やはり家族はどうしていいかわからなかった。看護師は、「最期は手を握ったり、声をかけてあげて、安心して逝けるようにしてあげましょう」とアドバイスし、みんなで手を握りながら看取った。「最期までよくしてあげることができた」という大きな満足感を家族が感じることができた。

> **コラム●「死に水を取る」とは**
>
> 看取りに関してよくきく言葉に、「死に水を取る」というものがある。広辞苑（第6版）によれば、「末期の水を死者の口に注ぐ。転じて、臨終まで介抱する」とされている。病院などで亡くなった場合には、葬儀業者が口を湿すための水や脱脂綿を用意することが多いようだが、在宅では、死に際や亡くなった直後に、家族が行うこともある。
>
> 死者が蘇ることを願って始まった風習という説もあり、地方によっては独自の習慣で行うこともある。一般に、死に水を取るのは配偶者や子どもなど、血縁の濃い人から順番に行う。最近では、実際に口を湿らせることなく、コップに汲んだ水を枕元に置くことで省略することもあるという。

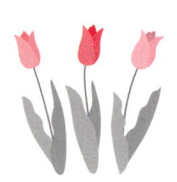

STEP 5-3 看護師が家族と話し合う
すること / してはいけないことを説明する

●息を引き取ったときに家族がすること

①連絡をする

- 医師
- 看護師
- ケアマネジャー
- 親戚
- 葬儀業者
- その他必要な人

＊看護師はケアにかかわったすべての関係者（医療機器の会社などを含む）に連絡がいくよう配慮する。

②医師に死亡の確認をしてもらう

医師が死亡を確認するまでは、死亡しているとは認められない。必ず、医師に死亡診断書を書いてもらう。

③役所への届出について

死亡届を出すには医師の死亡診断書が必要である。役所によっては、日曜、祝祭日でも届出が可能であることを説明する。

④死後のケア（遺体の整え）

遺体を整えるいわゆる「死後のケア」を家族だけで行う場合もある。必要な物品や方法を、前もって家族に指導しておく。看護師が訪問して一緒に行う場合は、その旨を伝える。

●死亡確認前にしてはいけないこと

たとえ息をしていなくても、医師が死亡を確認するまでは遺体に触れないよう家族に説明しておく。事前に医師との確認ができている場合に限って死亡確認前に死後のケアをすることもあるが、原則は確認後である。着替えさせたり、北枕にするため身体を動かしたりしてはいけない。ただし、掛け物を直したり、顔や手に触れたりして医師の到着を待つことは許容範囲であろう。

24時間以内の死が予測されるとき

● **その他、家族に必ず伝えておきたいこと**

　点滴をしている場合のみ、医師や看護師が到着する前に、それを止めておいてもらう。また、息を引き取ったときに、決して救急車を呼ばないように、繰り返し念押ししておいたほうがよい。

> **エピソード**
>
> ◆**医師による死亡確認前に死後のケアを行ってしまった**
> 　家族より息を引き取ったと連絡があった。医師にも連絡したかとたずねると、「済んでいる」との返事。そこで死後のケアを行った。ところが、すべてが終わった後でわかったことだが、実は、医師に連絡はしたが、「後で行きます」との返事で死亡確認は済んでいなかった。何とか医師から承諾がとれ、事なきを得たが、医師の動きについてしっかりと確認すべきだった。
>
> ◆**救急車を呼んでしまった**
> 　呼吸が止まり、気が動転して救急車を呼んでしまった息子。合わせて看護師にも連絡があったので訪問したところ、すでに救急隊が到着、亡くなって少し時間が経っている状態だったので、警察にも連絡がいっていた。往診医に連絡をとって来てもらい、救急隊・警察それぞれに状況を説明して死亡確認となり、主治医が診断書を書いた。看取りが近い状態だと家族には伝えていたつもりだが、いざとなると慌ててしまい、本人にとっては静かな最期とはいかなかった。

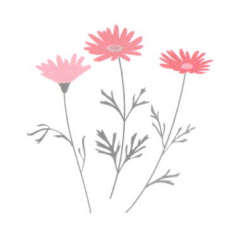

STEP 5-4 看護師が家族と話し合う
死亡確認の意味と実際を説明する

●医師による死亡確認の意味

　一般の人や看護師が、「死亡」を診断することはできない。日本の法律で「人の死亡」を診断・証明できるのは、医師・歯科医師のみである。つまり、医師の死亡確認が絶対に必要なのである。

　したがって、息を引き取ったときに、何らかの形で医師に死亡確認をしてもらい、「死亡診断書（死体検案書）」を書いてもらう必要がある。それがなければ、火葬も埋葬もできない。

●「死亡診断書」と「死体検案書」の違い

死亡診断書	死亡の原因が、診療にかかわる傷病と関連したものの場合に医師が発行する。
死体検案書	①診療継続中の患者以外の者が死亡した場合に発行する。 ②診療継続中の患者が、診療にかかわる傷病と関連しない原因によって死亡した場合、また、死体を検案して異状があると認めた場合には、24時間以内に所轄警察署への届出が必要となる。

●死亡診断書の発行

　死亡診断書を発行してもらうには、以下の2つの方法がある。
①医師に往診してもらい、死亡を確認してもらう。
②救急車でかかりつけの医療機関に搬送して死亡確認してもらう。

　死亡してから時間が経っている場合や、明らかに死亡していると推察される場合は、救急車では搬送してもらえないことが多く、警察に連絡して検死となることがある。つまり、自宅での死を望むのであれば、あらかじめ往診してくれる医師を主治医とすることが必要で、そのことを家族にわかりやす

く説明しておくことが重要である。

なお、死亡前24時間以内に医師が診察をしている場合は、改めて診察をしなくても死亡診断書を発行することができる。

●主治医への連絡のタイミング

どの時期に連絡するのかを、事前に主治医と相談しておく。いよいよ息を引き取りそうなときに連絡をするのか、息を引き取った後の連絡でもよいのかを確認しておく。そして、そのことを家族にも必ず伝えておく。

また、主治医の不在時などにどのように死亡確認をしてもらうのかも、あらかじめ決めておく必要がある。

死亡診断書を書いてもらう際には、書かれている氏名、生年月日に間違いがないかを医師がいるうちに確認する。戸籍上の字と違う場合は役所で受理されないため、旧字を使う場合などは十分気をつける。保険証などを医師にみせるとよい。

●主治医と連絡がとれない場合の対策

主治医にうまく電話がつながらない場合、あるいは出張などで留守にすることが予測される場合もある。連携している他の医師に依頼するなど、事前の対策を主治医と相談しておく。

また、死亡確認をする医師が主治医ではなく病院勤務の医師などで、迎えに行かなければならない場合もあるので、よく打ち合わせておく。

死亡時に関して医師と事前に確認しておくこと

☐ 夜間・休日でも、呼吸停止の時点ですぐに往診してもらえるのか。
☐ 死亡が夜中の場合は、翌日の早朝に連絡をするのか。
☐ 必ず主治医が自分で往診するのか。
☐ 主治医ではなく当番医などが往診する場合、家がわからなければ家族が迎えに行く必要があるのか。

コラム●死亡診断書や死体検案書の意義

　死亡診断書や死体検案書には、2つの大きな意義がある。1つは「人間の死亡を医学的・法律的に証明する」こと、つまり、人の死亡に関する厳粛な医学的・法律的証明として、死亡に至るまでの過程を可能な限り詳細に論理的に表すことである。もう1つは「わが国の死因統計作成の資料となる」ことであり、死亡診断書（死体検案書）によって、国民の保健・医療・福祉に関する行政上の重要な基礎資料として役立てられている。

（厚生労働省大臣官房統計情報部・医政局：平成27年度版「死亡診断書（死体検案書）記入マニュアル」をもとに作成）

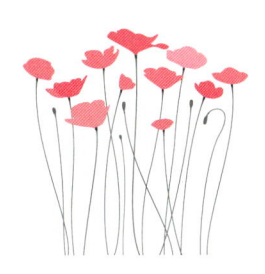

STEP 5-5 看護師が家族と話し合う
死亡後の手続きなどを説明する

●役所への届出について

　死亡後に行わなければならない手続きはたくさんある。もちろん家族がきちんと準備している場合も多いが、確認も含めて説明をしておこう。

　まず、死亡診断書（死体検案書）を持参し、役所に死亡届を提出する。火葬許可証を発行してもらうためで、これがなければ火葬・埋葬ができない。役所によっては、夜間・休日も受け付けている。

　生活保護を受けている場合は、亡くなったときどうするかを、事前に役所・福祉事務所の担当に確認しておく必要がある。また、独居の場合は特に、夜間・休日に亡くなったときはどこに連絡するかを整理しておく。

●葬儀の準備について

　葬儀を執り行うのは、葬儀業者、寺院や教会、互助会など多様である。一方で、葬儀を行わない場合もある。葬儀業者の役割なども説明しておく。

　葬儀業者の役割とは、「通夜・葬儀のプランニング、準備」「寺院などの紹介」「公的手続きの代行」、ときに「遺体の整え」である。

　葬儀の前や後に、急いで行わなければならない届出・手続きには、**表2**のようなものがある。

表2　死亡直後に必要な主要手続き一覧

手続きの内容・文書名	期限（届出人が死亡を知った日から）	手続き先	備考
死亡届	7日以内	市区町村役所	・死亡診断書（死体検案書）とセットで提出 ・届出人の印鑑が必要 ・葬儀業者による代行も可能
死体火葬（埋葬）許可申請書	7日以内	市区町村役所	・死亡届と同時に提出 ・申請直後に火葬許可証が交付される（火葬後に証印をもらうと自動的に埋葬許可書となる）
年金受給権者死亡届（年金受給停止の手続き）	厚生年金：10日以内 国民年金：14日以内	厚生年金：年金事務所 国民年金：市区町村役所、年金事務所	・未支給年金（生計を同一にしていた遺族が取得できる年金）は厚生年金は10日以内、国民年金は14日以内に請求する
世帯主変更届	14日以内	市区町村役所	・世帯主が亡くなった場合のみ提出 ・母子家庭になった場合は「児童扶養手当認定請求書」を提出する
国民（後期高齢者）健康保険証返却・資格喪失届	14日以内	市区町村役所	・健康保険組合・協会けんぽの場合は、市区町村ではなく、勤務先・健康保険組合・協会けんぽに速やかに届け出る

※故人の状況により、介護保険・老人医療受給者・特定疾患医療受給者・身体障害受給者・児童手当の手続き等が必要となる（いずれも14日以内）。
※故人が在職中だった場合は、勤務先への死亡退職届の提出、身分証明書・健康保険証の返却、退職金の受け取り等の手続きを行う。
※公共料金（電気・ガス・水道）や電話、NHK受信料等の名義変更は死後速やかに行う。

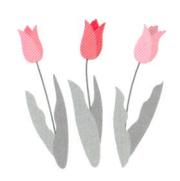

看護師のチェックリスト：24 時間以内の死が予測されるとき	
☐ 臨死状態／危篤状態を確認したとき、家族に看護師なりの判断を伝えたか	p.75
☐ 臨死状態／危篤状態を確認したとき、主治医に連絡したか	p.75
☐ 家族に、予測される身体的変化（傾眠・体温・脈拍・血圧・呼吸）を説明したか	p.77
☐ 家族が、最期にできることを説明したか	p.81
☐ 家族が、息を引き取った状態について理解できているか、確認したか	p.81
☐ 家族に、亡くなったときの連絡先一覧表を作成したか、再度確認したか	p.82
☐ 死亡後のやるべきこと（連絡、死亡診断、届出、死後のケア等）について説明したか	p.83, 88
☐ 家族に、医師による死亡確認の前にやってはいけないことについて説明したか	p.83
☐ 家族が、医師による死亡確認の意味を理解しているか、確認したか	p.85
☐ 主治医と、死亡確認の連絡のタイミングや、夜間・不在時等の連絡方法について確認したか	p.86

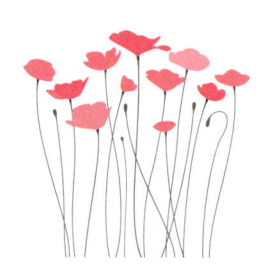

亡くなったとき

STEP 6 主治医の死亡確認をサポートする

●**看護師から主治医へ連絡する際のポイント**

　死が予測されたときに主治医と確認していたこと（いつ、どの時点で主治医に連絡し、どのように伝えるかなど。p.86参照）を、冷静かつ確実に実行する。どうしても主治医に連絡がとれない場合の対処方法も、打ち合わせたとおりに実行する。

　夜中に亡くなった場合、医師が来るのは翌朝になってからということもある。24時間以内に医師が往診していれば、死後往診しなくても死亡診断書が書けるので、死亡診断を待たずに死後のケアを始めることもあるが、タイミングについては、必ず医師に確認する。

いつ	・死亡直前 ・呼吸をしなくなったとき ・夜中の場合は翌朝に
どのように	・直前の場合 ➡「顎で呼吸をするようになりました」 ・直後の場合 ➡「息をしなくなったようです」

> **声かけ例**
>
> ◆**主治医に死亡確認を働きかける**
>
> 「先生、もうすぐ呼吸が止まりそうな様子です。無呼吸の時間が延びて、下顎呼吸になっています。ご家族はそばにいて見守られています。私はもう少しいますので、呼吸が止まったらまた連絡するという対応でよろしいでしょうか？」
>
> 「ずっと見守っていたのですが、最後に大きな呼吸を2～3回して、先ほど、呼吸をしなくなりました。心音も聴取できない状況です。確認をお願いできますか？」

> **エピソード**
>
> ◆呼吸停止時に医師と連絡がつかなかった
>
> 　がんの末期で、死が近いことが予測されていた療養者。かかりつけ医の往診を受け、自宅での看取りを希望していた。亡くなった場合、そのかかりつけ医が死亡確認するということで連絡先を確認していたが、呼吸が止まった際に連絡がつかず、結局病院へ搬送。死亡確認はしてもらったが、死亡診断書は書いてもらえず、「異常死」扱いとなって結局警察が介入することになってしまった。もともと「連絡がつかない可能性があるのでは？」と看護師は不安に思っていたため、対応に関してもう少し詰めておくべきだった。

> **check!**
>
> ◆「死亡」とは
>
> 　医師が「○時×分、ご臨終です」と診断を下した時点で、はじめて「死亡」となる。

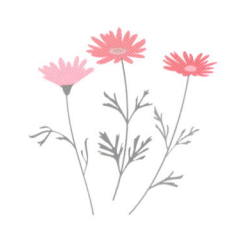

STEP 7 家族に最期のお別れをすることを促す

●集まった家族・親戚が心おきなくお別れができるように配慮する

　長い間、一緒に暮らし生きてきた家族や親戚、そして介護をしてきた人たちが、最後に心を込めて、思い残すことなく十分にお別れができるように配慮し、声をかける。

　「皆さん、最期のお別れをしましょう」と声をかけ、きちんと区切りをつけないと、葬儀のことにだけ目が向いてしまったりする。

　事前に説明や指導をしていても、いざそのときになると忘れていることもあるので、状況をみて声をかけるとよい。また、看護師が駆け付けるまでに「お別れ」を済ませている場合もあるので、連絡を受けた時点で、ひと声かけておくことも忘れないようにしたい。

> **声かけ例**
> ◆最期のお別れを促す
> 「今からお宅に向かいます。○分くらいかかります。皆さんお別れはされましたか？　お一人ずつ、最期のお別れをしてくださいね」
> ◆医師より先に看護師が到着したとき
> 「呼吸も心臓も止まっているようです。先生には先ほど連絡しましたので、あと30分くらいで来てくださると思います。それまで少し時間がありますので、お別れや旅立ちの準備をして、先生を待ちましょう」

●それぞれの「お別れ」がある

　人によって、その人なりの生き方にふさわしい、何ともいえない「お別れ」の場面がある。どのような場合でも、そっと見守る。

- 手を握ってずっと泣きながら、言葉ではなく心でお別れをする人もいる。
- 号泣して遺体から離れられない人もいる。
- 何とも冷たい視線でみている家族もいる。
- 言葉によるお別れ
 「よく頑張ったね。一緒に頑張ったね」
 「長い間、ありがとう」
 「あなたの子どもで本当によかった」
 「苦労かけて、心配させてばかりでごめんなさい」

エピソード

◆母の死と向き合えていなかったように思っていた息子が……

　「今から、身体をきれいにしてあげますが、一緒にやっていただけますか？　何か着せてあげたい服はありますか？」と、そばでお別れしていた夫と大学生の息子に声をかけた。もともと、普段ほとんど姿をみせなかった息子なので、断られるかと思っていたが、「この服でお願いします」と、素敵なアロハシャツを持ってきてくれた。

　そして泣きながら、「今までありがとう」と言って一緒に身体を拭いてくれた。拭きながら、「これは、母と一緒に海外旅行にいったときに買った思い出のシャツなんです」と、涙を浮かべながら、ポツリポツリ思い出を話し始めた。どう接していいのかわからず、弱っていく母親をみるのはつらかったのかもしれないが、それぞれの思いや家族のつながりがあるので、お別れの時間を設ける大切さをつくづく感じた。

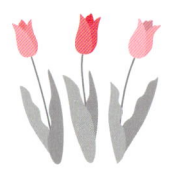

STEP 8-1　死後のケアを行う
家族にねぎらいの言葉をかける

●**死後のケアに入る前に、まず家族にねぎらいの言葉をかける**

　死に直面している家族を支えることは、精神的にも肉体的にもとても大変なことである。大切な人が亡くなった瞬間、最期まで看取れたことに満足を感じている人がいる一方で、告知をしなかったことに罪悪感を覚え悔しがる人、苦しがっていた姿に心底疲弊し、つらい思いをしている人などさまざまだ。

　介護者の思いは百人百様である。まず、ひと声、ねぎらいの言葉をかけることによって、よい思い出が強く心に残ったり、つらい思いをしている人には多少ではあるが慰めとなったりする。ケアを始める前に、ぜひ、ねぎらいの言葉をかけよう。

> **声かけ例**
>
> ◆家族へのねぎらい
> 「長い間、よく頑張りましたね」
> 「家で最期を迎えられて、幸せだったのではないですか」
> 「眠っているような安心したお顔ですね」

> **エピソード**
>
> **◆ねぎらいの言葉が家族の気持ちの整理のきっかけに**
>
> 　認知症が進行して口から食べられなくなり、ポートを入れて高カロリー輸液をしながら自宅で過ごしていた 80 歳代の男性。娘が介護をする中、徐々に衰弱が進み、いつ亡くなってもおかしくない状態ではあったが、娘が寝入っている間に、呼吸が止まってしまった。死亡の確認後も、最期にそばにいてあげられなかったと、泣いてご遺体から離れられない状況であった。そこで「お父さんのお顔をみてください。とっても安心したお顔をしています。今までずっと娘さんにみてもらって、ずっと感謝して、幸せだったと思います。最期は娘さんが心配しないようにそっと逝かれたのだと思います。やさしい方でしたもんね」と声をかけた。
>
> 　それまでずっと頑張って介護をしていたことをねぎらったことで、娘の表情が少し和らいで、その後、介護の思い出話をしながら、一緒にエンゼルケアを行うことができた。

check!

◆死後のケア……その前に
　家族にひと声ねぎらいの言葉をかけよう。

◆ねぎらいの言葉をかける理由
　家族の心の区切りとなる。そのことで、よい思い出は強く心に焼き付けられ、つらい思いは多少ではあるが慰められる。

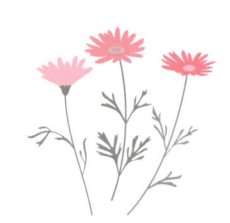

STEP 8-2 死後のケアを行う

始める前の確認事項

●誰が死後のケアを行うのか確認する

死後のケアを誰が行うのかは、ケースによって異なる。家族が行う場合、葬儀業者が行う場合、あるいは看護師が行う場合がある。看護師が行う場合は、事前に確認することがいくつかある。

●家族・親戚がお別れを済ませたかどうか確認する

まず、家族と親戚全員のお別れが済んでいるか、ひと声かけておきたい。最期を何とか看取りたいと思っていたのに間に合わなかった場合、家族や親戚の中には、死後のケアが終わった後での対面に悔しい思いをする人がいる。お別れを済ませていない人がいる場合は、その人が来るのを待たずに死後のケアを始めてよいのかを確認する。

> **声かけ例**
> ◆死後のケアを始める前に
> 「皆さん、お別れは済みましたか」
> 「遅くなる人もいらっしゃるかもしれませんが、身体をきれいにしてよろしいでしょうか」

> **エピソード**
> ◆親戚が到着する前にケアを始めており責められた
> いつもいる家族が最期のお別れをしていたので、頃合いを見計らってケアを始めた。ところが、その途中で親戚が到着し、「なんで待っていてくれなかったんだ！」と憤慨しながら家族を責めた。看護師として、ひと声かけなかったことを後悔した。

●湯灌の予定があるかどうか確認する

　地域や葬儀業者によっては、遺体を湯で拭き清めたり、お風呂に入れたりすることがある。これを「湯灌」という。湯灌をするときは、綿詰めや死化粧といった一般的な死後のケアをする必要がなく、作法は地域などによって異なる。

　なお、点滴や膀胱留置カテーテルなどの医療器具の抜去は看護師がしておかなければならない。その後の処置は葬儀業者に任せてよい。

> **エピソード**
>
> ◆死後のケアの後に湯灌され、顔が別人になってしまった
> 　エンゼルケアを看護師が行った後、療養中は全く来ることがなかった遠くに住む親戚が来て、湯灌をしたいと言い出したため、実施してもらった。化粧が崩れたので葬儀業者に直してもらったが、顔つきがきつくなってしまい、「せっかくきれいにお化粧してあげたのに」と家族が悲しそうにつぶやいていた。

●エンゼルケアに必要な物品を確認する

　タオルや洗面器、化粧品などは家族に用意してもらい、家の物を使わせてもらう。基本的には鼻などに綿花などの詰め物はしないが、家族の希望に沿って詰めることもある。ここでは改めて、ひと声かけてから準備をする。

●亡くなったときに着せる衣服があるか確認する

　病院で亡くなった場合などは、病院が準備したエンゼルケアセットを使い、定型の白い着物などを着せることが多いが、在宅の看取りでは決まりごとはない。本人や家族が望む、その人なりの衣服を着せることを考えよう。家族の思いが加わった独特の死装束でもよい（p.70 参照）。

> **声かけ例**
>
> ◆亡くなったときに着せる衣服を準備してあるか確認する
> 「以前ご説明したと思うのですが、あの世に着ていくための衣服の準備はしてありますか」
> 「では、どうぞお探しください。お待ちしますよ」

> **エピソード**
>
> ◆用意していた着物を葬儀業者に拒否され悔しい思いをした
> 　亡くなる前から「これを着せてあげたい」と家族が着物を用意していた。家族の強い希望であったため、きれいに仕上げようとしたところ葬儀業者から「待った」の声。奮闘して交渉したが、結局は業者の了解を得られず業者の規定に従い寝巻きのまま納棺され、悔しい思いをした。

check!

◆納棺までを看護師として見届ける
- 療養者が亡くなった後は、葬儀業者や納棺師がプロとしてその場を取り仕切ることも多いが、"すべてお任せ"にせず、本人や家族の望む状態となっているかをしっかりと見届けよう。

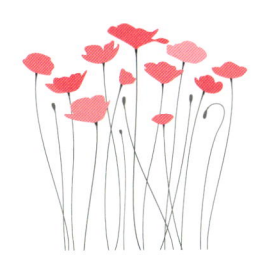

STEP 8-3 死後のケアを行う
ケアするうえでの留意点

●死後のケアの流れ

死後のケアは、一般的に、「家族との相談」➡「点滴やカテーテル類など医療器具の抜去」➡「清潔ケア」➡「更衣」➡「フェイスケア」➡「ヘアメイク」➡「遺体の移送と安置」の順で行う。

●死後のケアを家族が一緒に行うかを確認する

最期までケアをしたいと思っている家族がいる一方で、死後のケアに自分たち素人が手を出してはいけないと思っている人もいる。ぜひ声をかけ、「洗髪をしてやりたい」「子どもや孫を立ち会わせたい」など、家族の希望に添うようにしよう。

> **エピソード**
> ◆家族の満足そうな顔が印象的だった
> 「一緒に死後のケアをしましょう」と声をかけたら、一所懸命に身体を拭いてくれた。何より、終わった後の家族の満足そうな顔がとても印象的だった。一緒にケアをしていく過程で、生前には知らなかった思わぬ話をきくことができた点もよかったと思う。

●死後のケアは「遺体処置」ではなく「身体の整え」である

死後のケアは、家族にとって処置ではなくお別れのプロセスの一つである。故人、それから一緒にケアをする家族への声かけを忘れないようにする。
生前の面影を失わないよう、美しく整えることが何より重要であり、ケアを進めている最中も、家族の希望をききながら行う。「遺体処置」という意

味合いではなく、「あの世へ旅立つための身体の整え」という感覚で臨む。

> **エピソード**
> ◆マニキュアを塗ってあげたら娘たちに喜ばれた
> 　生前、大変おしゃれな人だったので、故人の使用していたマニキュアを塗ってあげたところ、娘たちから大変喜ばれた。

●死後のケアの際に配慮すること

- 褥瘡やその他の傷がある場合は、ドレッシング材を使用するなど生前同様のケアを行う。
- 点滴やカテーテルなどの医療器具を使用していた場合は、基本的には抜去する。
- 医療器具を抜くなどのシーンはみたくない人も多いので、配慮する。
- 排泄物が残っていると腐敗や臭いの原因になるため、きれいに取り除く。

> **エピソード**
> ◆バルーンカテーテルが凍って抜けなくなってしまった
> 　呼吸が止まった後、医師が到着するまでに時間がかかり、エンゼルケアは葬儀業社で行うということで、看護師は退室した。翌日、家族から電話があり、「バルーンカテーテルが入ったままになっていて、葬儀屋さんでは抜けないので何とかしてほしい」と言われ訪問した。身体は冷やされ、バルーンの固定水が凍っており、抜くのに苦労した。
> ◆ケアの途中で口から栄養剤様のものが出てきて驚いた
> 　直前まで経管栄養を行っていた方のエンゼルケアを行ったとき、頭を洗った後に横に向けたら、口から入れた栄養剤が多量に出てきてしまい家族が動揺してしまった。
> ◆心肺停止後も医師の死亡確認まで点滴を続けた
> 　父親の死が近いことを受け止められず、「まだ死なないと思う」と言い続けていた息子。妻より「呼吸が止まったみたい」と連絡を受け訪問すると、すでに心肺停止状態だった。駆けつけた息子は、「（本当に死んでしまったかは）まだわからないですよね」と動揺していた。酸素吸入と点滴を実施していたが、「先生が到着されるまで、点滴はゆっくりにして、酸素はそのままにします」と主治医に報告した。医師が死亡診断をする前に医療提供を終了しないほうがよいと判断したためだった。点滴を止めたほうが遺体の損傷を防げるのではないかと考えたが、家族の思いに配慮することもこの場面では大切だと思った。

●綿詰めは状況に応じて

綿（綿花など）を詰める場所は、「口」「鼻」「肛門」といわれてきた。筋肉の弛緩により排泄物・分泌液などが外部に流出しないようにするためである。しかし最近では、容貌を整えるといった意図以外での綿詰めは行わないことも増えている。ただ、病状から判断してオムツやパッドを当てたほうがよい場合や、地域の風習として綿を詰める場合もあるので、一律に判断することは避ける。

> **コラム●今どきのエンゼルケア**
>
> 亡くなった方への最後のケアは、以前は医療者だけで「死後の処置」として行っていたが、最近では家族が一緒に清拭するなど、その内容も意味合いも変わってきている。また、医学的なエビデンスに基づいて、「体腔への綿詰め➡冷却を優先する」「手を組ませるために縛る➡無理に組ませず腹の上や脇に置く」「口を閉じるために顎を縛る➡枕を高くして顎の下にタオルを挟む」「消毒液での全身清拭➡通常の清拭」など、変化してきたことも多い。さらに、中心静脈カテーテルなどの体内挿入物は、抜去することで遺体の状態を悪化させるため、カットして栓をする方法がベターであり、ペースメーカー等の機器類も、製品の進化により最近では無理に取り出す必要はないとされている。いずれにしても、家族の気持ちに配慮しつつ、状況に応じて行うことが大切であろう。
>
> (伊藤茂（2015）：ここを間違えない！エンゼルケア，エキスパートナース，31（13），p.80-96 を参考に作成)

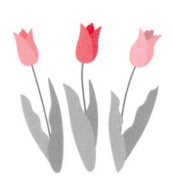

STEP 8-4 死後のケアを行う
フェイスケアを行うときの留意点

●口腔内のケアは死亡直後に行う

遺体は唾液分泌がなく、口腔内自浄作用はないため、死亡後に口腔ケアを行う必要がある。死後1時間で下顎が硬直し始めるので、死亡直後に行う。

●入れ歯について確認する

入れ歯（義歯）を使用していた人の場合には、口腔内をきれいにした後、「入れ歯はどうしましょうか？」と必ず家族に確認する。やせて入れ歯が合わなくなってしまっていると不自然な顔になる場合もあるので、そのようなときは無理に入れず、口の中に綿を詰めて自然な形に整えるとよい。なお、この方法を行う場合は、家族の了承を得てから取りかかるようにする。

> **エピソード**
>
> ◆死後硬直で入れ歯が入らなくなってしまった
> ケアが終わったときには死後硬直が始まっており、気がついたときにはもう入れ歯が入らなくなってしまった。責められはしなかったが、家族から「顔が違う」と言われた。
>
> ◆無理矢理に入れ歯を入れたら顔が不自然になってしまった
> 生前入れ歯を使用していた人だったので、当たり前のようにケアの後に入れ歯を入れた。しかし、長い闘病生活で頬がやせこけ、入れ歯も合わなくなっていた。そこへ無理に入れたためか、最後に布をかぶせたとき、「出っ歯」になってしまっていた。大丈夫かなと思いつつそのまま辞去したが、今でもあれでよかったのかと思い出すことがある。

●口が閉じない場合の対応

下顎の下の首の辺りにタオルを丸めて置き、後頭部の枕を高く保つことによって、口が閉じた形になるようにする。口がきちんと閉じないのでこのようにしてあるということを、必ず家族に説明する。また、時間が経って固定したら外してもらうよう伝えておく。

> **エピソード**
> ◆口の中に詰めた綿が丸見えになってしまった
> いろいろと工夫をしたところ、枕を高くしたらうまい具合に口が閉じた。しかし、家族にそのことを伝えていなかったので「低い枕が好きだったんだよ」と枕を換えられてしまった。親戚が対面したときには口の中が丸見えになってしまった。

●目が閉じない場合の対応

死後時間が経ち、目が閉じなくなってしまった場合、眼球の乾燥を防ぐため、カット綿を湿らせ目の上に置いておく。また、ティッシュペーパーを小さくカットし、眼球と眼瞼の間に入れ眼瞼をひっぱりかぶせるようにして閉じる。

●化粧について確認する

男性や高齢者の場合には、化粧することを家族が嫌うケースもあるため、化粧はどうするのか必ず家族に確認する。女性の場合では、生前本人が使用していた化粧品を使用する。このとき、生前の元気な顔を一番よく知っている家族に化粧をお願いしてみるとよい。看護師が行うときは家族にききながら、あるいは生前の写真をみせてもらいながら行うとよい。

> **エピソード**
> ◆頬紅を濃く塗りすぎてしまった
> 死後のケアが終わって化粧をした。そのときにはとてもよい顔に整えられたと思い、家族も満足していた。ところが、時間が経って顔をみたら、顔全体の血の気が引いて白くなり、頬紅だけがくっきりと目立ち、"おてもやん"のようになっていた。慌てて頬紅を薄くしたことがある。

STEP 8-5 死後のケアを行う
心の込もった挨拶をして退去する

●心の込もった挨拶を

　看取りの後は、家族のみならず親戚も集まっていることが多い。死後のケアが終わったら速やかに退去するが、その前に必ず家族・親戚に挨拶をする。家族にとっては、故人との別れという悲しみのときであると同時に、葬儀などの準備が待っている忙しいときでもある。家族の心のケアにつながる言葉をかけたい。

> **声かけ例**
> ◆退去の挨拶
> 「○○さんの生き方は素晴らしかったですね。私もとても勉強になりました。ありがとうございました」
> 「これから忙しくなると思いますが、ご家族の皆さんもお身体に気をつけてくださいね」

●後日の訪問日や料金の精算について伝えておく

　後日訪問する場合には、2〜4週間後の落ち着いた頃に改めて焼香に伺うことを伝えておく。

　また、料金の支払い時期や方法について伝える。支払いが気になって、「葬儀が終わったらすぐ払いに行かなければ」など、家族の心理的な負担になることがあるのできちんと伝えよう。

> **エピソード**
>
> ◆親戚一同の前で、あえてお嫁さんにねぎらいの言葉をかける
>
> 　死後の処置が終わり退去する際、茶の間に集まる親戚一同の前で次のように挨拶した。
>
> 　「このたびは、本当にご愁傷様です。長い寝たきりの生活が続いていましたが、とても安らかな最期で私も感動しました。たくさんの最期の場面に立ち会いますが、ご本人の立派な生き方はとても勉強になりました。介護をなさっていたお嫁さんも素晴らしかったです。ずっと献身的に心を込めて介護なさっていました。亡くなったご本人もいつも、『この嫁が一番だ』とおっしゃっていました。お嫁さん、ご苦労様でした。それでは、失礼いたします」
>
> 　すると、お嫁さんがわあっと泣き始めた。実は彼女は、嫁に出て行った娘などに「財産をもらうんだから当たり前よ。もっとちゃんと介護してほしいわ」などと悪口を言われ、冷たく当たられていたのだ。それを知っていたので、あえて親戚一同の前で、一所懸命に介護をしていた彼女にねぎらいの言葉をかけた。
>
> 　玄関を出る際に彼女がこっそりと、「ありがとうございました。長い間の苦労が報われた思いです」と話しかけてきた。その顔は、さわやかな笑顔に満ちていた。

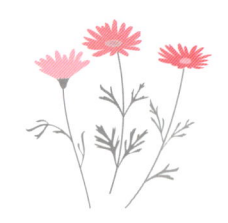

STEP 9 グリーフケアを行う

●グリーフケアとは

　グリーフケアとは、家族との死別後、遺族がグリーフワーク（喪の作業）を十分に行い、新しい出発ができるよう支援することをいう。また、病的な悲嘆をみつけた場合に、正常な悲嘆へと導くことも指す。

　グリーフケアに相当する支援行為は、「通夜、告別式への参列」「弔電、グリーフカード（手紙や葉書）を出す」「遺族訪問」「遺族会の開催」などがある。

●通夜、告別式への参列

　通夜、告別式などへ参列するかどうかは、状況によって判断する。参列する場合も、看護師が出過ぎたことをしないように気をつける。必ず参列しなければならないということはなく、弔電を打つという方法でもよい。

　看護師は、仕事として、家族のケアや故人との最後のお別れなどのために参列する意味合いが強く、個人的な関係ではないので、香典の必要はないという考え方が一般的である。

●看護師自身のためのグリーフケア

　看護師も、看取りにあたっては大きなストレスを感じる。遺族が癒されるだけでなく、看護師も癒される必要がある。仲間に思いを打ち明けたり、つらさや喜びを分かち合ったりすることは大切である。できれば、思いを吐露できるデスカンファレンスなどの機会があるとよい。

　また、遺族へのグリーフケアを行うことで看護師自身も癒される、という声もある。「泣く」「涙を流す」ことがグリーフケアの第一歩となる。

●デスカンファレンス

デスカンファレンスには、チームとしてケアにかかわった医師、ケアマネジャー、介護職なども参加すると、学びを分かち合うことができる。デスカンファレンスでは、下記の点について話し合う。

- 本人の望んだ死の姿であったか
- 家族の望んだ死の姿であったか
- ケア提供者自身が納得する支援ができたか

check!

◆**グリーフケアをいつ始めるか**
- 広い意味では生前から行うといわれている。グリーフケアについてはさまざまな専門書が出ているので、一度読んでおくとよい。

◆**スタッフ間でのグリーフケア**
- ケアにかかわったメンバーでの振り返りはとても重要である。
- 特に家族へのかかわりについて、十分に考えてやりきったのか、何か不足していなかったかを共有し、次のケアにつなげたい。
- 介護職にも積極的に参加してもらうとよい。

看護師のチェックリスト：亡くなったとき	
☐ 事前の打ち合わせどおり、主治医に連絡できたか	p.91
☐ 家族に最期のお別れをするよう促したか	p.93
☐ 死後のケアに入る前に、家族にねぎらいの言葉をかけよう	p.95
☐ 死後のケアを誰（看護師、家族、葬儀業者等）が行うか、確認したか	p.97
☐ 死後のケアに入る前に、家族や親族のお別れが済んだか、確認したか	p.97
☐ 看護師がエンゼルケアを行う場合、必要な物品（タオルや洗面器、化粧品等）を家族に借りて用意したか	p.98
☐ 亡くなったときに着せる衣服の準備ができているか、確認したか	p.98
☐ 退去時に、後日訪問する時期や料金の精算方法について伝えたか	p.105
☐ 看護師自身もグリーフケアやデスカンファレンスに参加しよう	p.107

在宅での看取りの事例

事例 1　「ありがとうは最期に言うよ」
～在宅看取りに不安を覚える家族をサポートし、臨機応変に対応した事例～

療養者	Aさん、70歳代、男性
病　名	肺がん
経　過	肺がんが再発し、大学病院へ通院していた。呼吸困難が出現し、オピオイド内服を開始。本人と妻へは予後半年くらいと説明されていた。
家　族	妻と二人暮らし。同区内に長男・次男、隣県に長女がそれぞれ家庭をもっており、週末に来る程度の協力はするが、基本的には妻が一人で介護していた。

本人と家族の思いにズレがないかを確認する

　大学病院への通院がつらくなり、主治医が出向している近場の診療所へ通い、併せて往診と訪問看護を開始することとなった。往診の契約時には妻のみが来院し、看護師も立ち会った。現状確認により、「在宅酸素を使用し始めた、食事量が少ない、痛みと呼吸苦あり、血痰が1時間ごとに出ている、眠っていることが多い、トイレの失敗もある」ということがわかった。医師より、「この先、抗がん剤は使用しない。治療は苦しさを取り、眠れるようにすることが中心となる」と説明があった。そこで、今後悪くなったときにはどうしたいか妻に尋ねると、「本人は家に最期までいたいと思っており、自分としてはできることはしてやりたいが、苦痛への対応が不安」とのことであった。すでに医師より緩和ケア病棟への入院を勧められており、近々面談予定だということを確認した。

症状の緩和と副作用への対応を含む内服管理を行う

　初回訪問してみると、寝室は2階だが、日中は1階で過ごしており、息切れはあるが、何とか自力で昇降できていた。浴室も1階にあり、2～3日ごとに自力で入浴しているが、妻からみると強い疲労がある様子だった。オキシコンチン®等を内服していた。パソコンで本人が残数管理することになっていたが、実際は入力できておらず、残数もバラバラだった。本人の大事な仕事ではあったが、医師からの説明で訪問薬局を導入し、1包化することとした。

　左季肋部の鈍痛があったが、レスキュードーズ1日1～2回使用でコントロールできていた。排便状況をきくと10日以上ないとのことだったため下剤を追加依頼し、排便があるまで毎晩飲むよう妻と本人に伝えた。排便の様子もみるため、2日後に訪問。その際、排便がなかったため摘便した。食事量はさらに減っており、「最期なのだから好きなものを食べさせてあげたいのに……」と、それまで常に気丈だった妻が涙ぐんで話

した。輸液を望むか本人と妻に尋ねると、本人は「それで元気になるわけでもないし、あんまり……」と消極的な答えだった。往診医により、食欲増進も期待しステロイド剤が内服で処方された。

症状の進行に家族が対応できるよう支援する

　下剤の調整で排便コントロールができるようになった。意識の混乱が時折みられたため、採血をしたところ高カルシウム血症がわかり、治療として3日間生理食塩水を輸液投与したが改善せず、中止となった。ステロイドの効果もなく、食事量はさらに減少した。本人は頻回に人が来ることに抵抗感があり、妻は親族の看取り経験があり一見対応できていたが、日単位で症状が変わる時期であったため、妻と本人と相談しながら2日以上は空けないよう訪問した。

　本人は病院に入ることを嫌がっており、予約していた緩和ケア病棟の面談をキャンセルした。娘は入院を勧めており、妻も最期まで自宅でみられるかは迷っていたが、いよいよ難しくなったときには往診医の系列病院に入院できることになっており、それが妻の決断を後押しした。

急激に進むADLの低下に対応しながら、家族には言えない本人の思いをきく

　徐々に1階に行くのは難しくなり、食べるタイミングに内服を合わせるのも大変になっていった。ケアマネジャーに状況を伝え、区分変更申請することとなった。診療所に伝え、内服薬は減量した。そのような状況で、妻は常に本人のそばにいたが、来客の対応で席を外した際に本人に話をきくと、「（先のことは）考えたくないね……。早くお迎えが来てほしい。何もできないし……」とポツポツと話した。妻への思いを尋ねると、「感謝している。よくやってくれている。でもありがとうなんて言えないな。最期に言うよ」とのことだった。

　その後、介助歩行も困難になったためポータブルトイレを貸し出し、リハビリパンツを紹介した。翌日にはベッドからの起き上がりも困難となり、話もできなくなった。妻は「もう何もしなくていいと思っています。本人も前からそう言っていましたし」と落ち着いて話した。妻に、今後痰の増加、呼吸苦の増強が予測されると説明したが、自宅でみたいと希望した。子どもや親族に、現状と家で看取るつもりであることを話したほうがよいと伝えた。診療所に臨時往診を依頼した。内服中止でフェントステープ®1mg開始となり、予後10日程と妻に説明があった。エアマットレスの手配を依頼、翌日導入となった。

最期のときが近いことを家族に説明する

　痰が貯留するようになり、妻に口腔内をぬぐう方法を伝えたが、うまく取り切れず、夜間臨時訪問で吸引した。妻には「ターミナルパンフレット」を渡し、説明した。さらに、娘が仕事を休んで泊まり始めた。本人はほとんど発語なく傾眠状態だったが、水を求めて落ち着きがなくなることもあった。妻から「これまで食べてほしくても食べても

らえず悲しい思いをしてきたので、多少むせてもお水をあげてよいのでは」と提案された。しかしその分、痰も増えるので日勤の訪問 1 回に加え、夜間 2 回訪問をして吸引した。翌日にはチェーンストークス様呼吸となっていたため、気づいたら呼吸が止まっていることもあり得ると説明した。娘は、「母はそれが嫌で、ずっとベッドサイドにいるんです」と話していた。

家族とエンゼルケアを行い、本人の生前の思いを伝える

翌深夜、妻と娘に見守られながら息を引き取った。受け持ち看護師がエンゼルケアに赴き、妻・娘とともに身体を拭いて身支度を整えた。本人はかつて神社の総代で、お祭りの際に必ず着ていた着物を着せた。

帰り際、妻と二人になった際に、本人から感謝の言葉はあったか尋ねた。全く言われなかったと苦笑していたので、以前本人が「ありがとうは最期に言う」と話していたことを伝えた。「最期なんて喋れなかったじゃない、言うつもりなかったのよ」と妻は泣き笑いで見送ってくれた。

この事例から学んだこと

❶ 一見自力で対応できていそうな家族でも、実は手助けが必要な場面が隠れていること。
❷ がん患者は ADL の低下が急激で要介護認定すら間に合わないことがあり、先を予測して調整していく必要があること。
❸ 自宅での看取りには常に不安があるものなので、バックベッドの保障が必要であること。

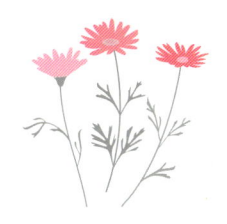

> **事例 2**　「おばあちゃんも幸せだったけれど、みていた私たちも幸せでした」〜家族それぞれの揺れる思いを受け止め、意見の一致へと導いた事例〜

療養者	Bさん、80歳代、女性
病　名	認知症、心不全
経　過	7〜8年前より認知症が進行し、意思疎通は困難な状況になっていた。下痢を契機に、心不全症状が悪化し入院した。入院中食事が摂れず点滴していたが、衰弱が進んだ。家族へは病院医師より、自宅に戻っても食欲回復しない場合、老衰様の最期を迎える可能性が高いと話され、胃瘻、ポートは造らない方向で退院することになった。
家　族	長女、四女、姪との四人暮らし。同居家族に加え、区内に住む三女も泊まり、少し遠方の二女も協力し、夜間も2人ずつ交代で介護に参加することになった。

往診医に同行し、今後の方針を家族も含め共有する

　食事摂取できず、衰弱していく本人の状況をみた家族が、「病院にいてもよくならないのなら連れて帰りたい」と希望し、退院となった。退院前のカンファレンスは行われなかったため、退院当日、訪問看護師が往診医に同行し、現在の状態と在宅での点滴等の今後の方針を確認した。その結果、隔日で500 mLの点滴を実施し、末梢血管の確保が難しくなったら皮下点滴へ移行することとした。

介護方法の助言をしながら家族と関係をつくり、揺れる思いを傾聴する

　退院後、訪問の際には本人は穏やかな表情をしていた。家族それぞれから、「昨日はスープを飲んだ」「(オロナミン)Cは2本飲んだ」「2人がかりでポータブルトイレへ移動させた」など、落ち着いて過ごせている報告があった。また、介護方法について質問があったため、一緒に行いながら安全な方法を助言した。

　食事は入院中より多く摂れていたが、点滴を実施した。今後の実施は「食事や浮腫など、状況をみながらやりましょう」と声をかけた。その際には、「やっぱり太い血管から入れる点滴やったほうがいいのかしら？」「あんなに説明受けて決めたのに。堂々めぐりなんだから！」と家族の思いも揺れている状態なので、ひとまず傾聴に努めた。

看取りに対する思いを理解し、家族の意見を統一できるように調整する

　食事摂取や覚醒にムラはあったが、当初の予定どおり、2日に1回の点滴を継続した。本人に苦痛な様子はみられないまま経過した。夜間の2人体制も継続し、家族によるケアで、常に清潔が保たれていた。本人の尿意・便意の訴えに対しては、2人がかりで移動させていた。家族は自分たちも腰痛を抱えながらも、できるだけポータブルトイレでの排泄を続けさせたいという意向が強く、本人の動きを確認しながらケアを行っ

ていた。本人の食べたいものを工夫して食べさせており、その中で、Bさんが韓国生まれで日本に帰化したこと、苦労して自分たちを育ててくれたので、十分にみてやりたいという家族の思いをきくことができた。

　そんな中、徐々に経口摂取量が減り、血管確保も困難になってきたため、苦痛の少ない皮下点滴へ変更した。家族は「少しでも長く生きてほしい。栄養の点滴をしたほうがいい？」「痛いことはしないと決めたのに堂々めぐり」「点滴の方針を決めたのに迷いが出るのと疲労で喧嘩になってしまう」とそれぞれが話し、悩んでいる様子がみられた。そのため、家族みんなで決定できるよう、今後の経過を医師と役割分担しながら説明し、"家で自分たちが最期までみる、胃ろうやポートは造らず、苦痛を少なくする"との方向性を確認し、尊重していった。

身体症状の変化に応じて、訪問や電話で家族の不安を軽減する

　経口摂取量がわずかになり、傾眠でほとんど開眼しなくなった。また、血圧が200mmHgへ上昇、ヘルペス様の湿疹、出血傾向、浮腫も増強していった。それに伴い、皮下点滴の滴下も悪くなり、「看護師さんならどうする？」ときかれたので、自分自身の意見も含め、点滴継続の利点、欠点を話した。家族はまた今まで同様気持ちが揺れたが、点滴を継続しないことを選択した。「呼吸がいつもと違う」「口から出血した」と新たな変化に動揺する家族に、そのつど、電話や臨時訪問で対処した。

看取りの準備、心構えができるように支援する

　そのような状態になったので、起こり得る臨終、今後の予測される身体的変化、看取りの準備事項を説明した。その際、「以前からの母自身の希望で、少し前にチマチョゴリを用意した」との話があり、家族なりに死が近いことを受け止めている様子があった。頻拍や努力様呼吸がみられるようになったが、「看護師さんの説明のとおりですね。見守っています」と話し、家族がそろってそばで見守っていた。状態を主治医に報告し、息を引き取った際の連絡方法などを再度確認した。

家族とともにエンゼルケアを行う

　娘から「今、息を引き取りました」と連絡があった。息を引き取る1時間くらい前から、Bさんが目を開け、閉じてもまた開けるので、娘、孫が一人ひとりお別れの挨拶をして、最後に長女が声をかけた後、Bさんは大粒の涙を流し、目を閉じて息が止まったとのことだった。家族とともに、用意していたチマチョゴリを着せて、エンゼルケアを行った。

　後日、亡くなった際に訪問できなかった担当看護師が、Bさんとの最期のお別れのために訪問した。Bさんは穏やかな顔をしており、家族は「おばあちゃんも幸せだったけれど、みていた私たちも幸せでした。自分たちもこんな最期を迎えたい」と看護師に話した。

この事例から学んだこと

❶ 家族の思いは揺れ動くのが当然であり、それにしっかり寄り添うことが大切である。
❷ それぞれの家族の思いを調整し、統一できるよう働きかける必要がある。
❸ 決定するのは家族だが、決定するための情報をきちんと伝えること、そしてそのためには看護師自身の判断や意見をもっておくことが大切である。

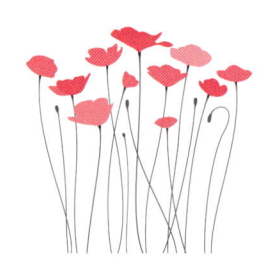

| 事例 3 | 「息子が心配だから入院はしない」
～最期まで母としての役割を全うしたいという気持ちを支援した事例～ |

療養者	Cさん、80歳代、女性
病名	胃がん末期、多発転移
経過	食べられないという主訴で入院。検査の結果、胃がん末期、多発転移の状態であった。手術適応ではなく、化学療法を継続実施予定であったが、薬疹が出現し中断。正月になるのでいったん退院することになった。本人、息子、遠方に住む娘に、検査の結果がんだったと説明された。
家族	統合失調症の息子と二人暮らしで、入院前は家のことはすべてCさん自身が行っていた。遠方に住む娘が引き取りたいと申し出たが、本人が自宅に帰りたいと希望。年末年始には娘が泊まるため、ひとまず自宅で過ごすことになった。

本人・家族の病気に対する理解を確認し、退院後の体制を調整する

　介護者不在の状況の中、内服管理も必要なので訪問看護の介入が必要との判断から、病院の医療ソーシャルワーカーを介して依頼があった。訪問看護師も退院前のカンファレンスに参加。その際の病状説明の反応ではCさん、息子ともに「いつ帰れる？」を繰り返すばかりで、病状について十分に理解できていないようにみえた。再入院の予定も決まっており、訪問介護と訪問看護の体制を調整し、退院となった。訪問看護開始に関しては娘に電話で了解を得た。

　退院したCさんは、息子とともに笑顔で過ごしていた。食事摂取はできていたが、内服できていなかった。下剤を内服できていないために便秘があり、主治医に相談、指示のもと摘便の実施と内服管理方法の変更をし、ヘルパーにも協力してもらうこととなった。状態も落ち着いており、娘が泊まりに来た間は、連絡や相談ができるため、家族で過ごしてもらうこととした。

精神疾患をもつ同居の息子のフォロー体制をつくる

　再入院で、内服での化学療法を再開したが効果はなく、逆に食事摂取、ADLともに低下した。そのような中でCさんと息子が強く退院を希望したため、訪問診療・往診を導入し、サービスを増やし、退院となった。また、息子の精神面でのフォローも必要なため、息子のデイケアの担当者へも訪問看護師が電話で情報提供した。

　退院すると、入院中は食べられなかった食事が食べられ、トイレにも自力で行けるようになった。看護師が介助しながら自宅で入浴すると、「温泉だね、気持ちいい、幸せ」と笑顔をみせた。いつも冗談を言い、笑顔に包まれ、Cさんも息子も穏やかに過ごしていた。時折、「息子はすぐお金使っちゃって。だから大変」と息子を心配する声がきか

れた。この間、Cさんが亡くなった後の息子の生活について、現在問題になっている金銭問題を含め、遠方に住む娘を含めて話し合いをもち、看護師も参加した。

病気の進行に伴う症状の出現に対し、ヘルパーとの連携を強化する

　少しずつ腰痛を訴えるようになったが、意向をきくと「大丈夫、入院は嫌だから」とのことで、家にいたいというCさんの思いを改めて確認したため、鎮痛剤内服で対応した。食事が入っていかない、食べても吐いてしまうという胃がんの症状が強くなって、ほとんど食べられなくなった。ヘルパーから「吐いている」「薬が飲めない」など、心配する連絡が入るようになった。疾患の進行からくるものなので、食事形態や内容の変更を依頼し、嘔吐時の対応方法等を説明した。ヘルパーから「このまま在宅で大丈夫か」と不安の声がきかれたが、本人の意向を大切にすること、不安な際はいつでも連絡するよう伝えて、連携を図っていった。

家にいたいという本人の思いを確認し、症状緩和を行う

　苦痛症状も強くなったため、看護師が入院という選択もあると提案したところ、Cさんはじっと看護師の目をみて「入院は考えもの。息子は一人にできない」と答えた。往診医から「胃のがんが大きくなって食べ物が入っていかない、手術はできない」と伝えられ、点滴と何もしないという選択肢があることを予後も含め説明されると、「家で点滴する、私も頑張るから先生も頑張って」と話した。息子はそれをじっときいていた。それから連日、皮下点滴と座薬による吐き気への対応を実施していった。吐き気は、座薬でいったん落ち着いたが、吐下血と下腹部痛が出現した。痛みに対し麻薬のパッチが開始されたが、本人は「入院は息子のためにもしない」と固く拒否した。やがて起き上がれない状態になり、ケアマネジャーと相談のうえ訪問介護でのおむつ交換など、サービス内容を変更していった。

遠方の家族へも現状を伝え、方針を決め、それを支援する

　症状進行の状況を、遠方に住む娘にも伝えた。以前、家で死なせたくないと言っていたため、電話で改めて意向を確認すると、「家に帰ってきた様子をみると家にいるのがよさそうなので、そのままでいい」とのことだった。2週間後くらいから、最期までそばにいられるよう予定を調整したという。連絡先等も改めて確認した。

　息子から「母の呼吸がおかしい」「苦しそう」と電話相談が入るようになり、適宜電話や臨時訪問で対応した。息子自身が「自分が苦しいから自分の救急車を呼んだ」という電話もあり、息子の状態も不安定になっていた。病状がさらに進行しているため、往診医より娘へ電話で説明してもらい、来るのを早めないと間に合わない可能性があると伝えた。

看取りが近い状態を家族に伝え、最期に会えるように計らった

　血圧の低下、意識レベルの低下があり、往診医に連絡。往診とともに、遠方に住む娘へ電話した。娘は午後の飛行機になるとのことだったので、娘の子ども（孫）に先に来てもらうこととした。結局、娘は間に合わず、息子と孫が見守る中、Cさんは永眠した。娘の到着を待って、一緒にエンゼルケアを行った。息子は「自分、息してないけど大丈夫？」を繰り返し、混乱している様子があったので、デイケア担当者に電話したところ、担当者が来訪してくれた。

　1週間後、娘が、「納骨も終わり、兄もかかりつけに入院し、落ち着いた」「最期まで皆さんのおかげで家にいられて、母は幸せでした」とステーションに挨拶に来てくれた。

この事例から学んだこと

❶ 本人の気持ちから逃げないで対応することの大切さ。
❷ がんのターミナル期は病状が急変するため、進行を予測し、早め早めの対応をすること。
❸ 看護師、医師、ヘルパー、ケアマネジャーなどチームで情報共有し、役割分担する大切さ。

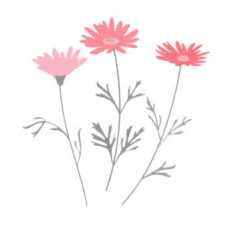

事例 4 「家族全員で見送れて本当によかった」
〜迷い続けながら自宅で看取りをした家族への支援事例〜

療養者 Dさん、40歳代、女性

病　名 乳がん、肝転移

経　過 乳がんの手術を受けたが、その後、肝転移が発見された。病名や病気の経過については主治医から本人と家族に説明されていたが、それによりDさんが精神的に不安定になった経緯があり、Dさんへの予後の告知はされていなかった。症状が落ち着いたため、Dさんと家族の希望により退院することになり、退院後の症状コントロール、緊急時の対応、精神面への支援を目的に、訪問看護の導入となった。

家　族 夫と小学生の息子の三人暮らし。近所にDさんの両親が住んでおり、母親がDさんの身の回りの世話をすることになった。

自宅で穏やかに過ごせるよう支える

　退院後、痛みは内服薬で「チクチク」程度に治まっており、歩行や階段の昇り降りもできていた。数週間後に息子の卒業式と入学式が控えており、Dさんは出席することを楽しみにしていた。訪問看護師の訪問時にも、ウィッグをつけ、化粧をして穏やかに過ごしていた。

本人と家族の意向をくんで訪問調整をする

　退院当初はADLが保たれていたため、Dさんは「訪問看護に頼ることはないから月2回くらいの訪問でいい」と話していたが、母親からは「何かあったときに相談する相手としても来てほしい」という希望があり、週1回の訪問予定となった。
　ある日、玄関で母親が「あの子はいつも大丈夫って言うんです」と心配そうに話したことがあり、娘の少しの体調変化も不安でたまらない様子がみて取れた。そこで、体調の変化について心配なときにはいつでも連絡を受けることを伝えた。

できるなら家で過ごしたいという本人の思いを家族につなぐ

　息子の卒業式に出席した頃から、Dさんの体調が悪化し始め、腹水の貯留による体動時の息切れや下肢の浮腫が出現した。Dさんも母親も精神的には落ち着いている様子で、体調の変化について淡々と看護師に話していた。
　数週間後に行われた息子の入学式に無事に出席した翌日に、最期はどこで過ごしたいかとDさんに尋ねたところ、すぐに「できるなら家で過ごしたい」という答えがあり、迷いはないように思われた。そのことを受け持ち看護師から夫に電話で伝えると、夫は「家族も全員家でみてやりたいと思っている」と話していた。そこで、病院の主治医に

も相談し、早めに訪問診療を導入し、自宅でみる体制を整えていくこととなり、次の外来受診時に主治医とDさん・家族で話し合うこととなった。

揺れ続ける家族への意思決定支援

　外来受診日に、夫から「呼吸がつらくなり入院することになりました」という連絡が入った。主治医に問い合わせると、外来で訪問診療の話をする前に、夫が「入院させてほしい」と要望したということであった。主治医からは、「Dさん自身は入院したくない様子であったが、ひとまず腹水による呼吸苦を緩和して、それからDさんと家族に話をして、家に帰りたいという希望があれば調整する」という返事だった。

　入院翌日、Dさんから「帰りたい」と希望があり、自宅へ帰る方向で調整すると病院の医療ソーシャルワーカーから訪問看護ステーションに連絡があった。訪問診療を導入することになり、数日のうちに診療所と薬剤と輸液ポンプの調整がつき次第、退院することになった。

　ほぼ退院の目処がついた日に、夫から「やっぱり家でみるのは難しく、病院で最期までみてもらおうということになりました」と訪問看護ステーションに電話があった。受け持ち看護師が「ご本人ともお話しされていますか」「ご自宅で難しいと思われることはどんなことですか」と問いかけると、「本人は帰りたいと言っているのですが、家族ではできないこともあると思うので」という返事であった。

　その2時間後、再度夫より「ずいぶん迷いましたが、家族みんなで支えることになり、自宅で最期までみることにしました。でも、どうしたらいいのかわからないので、訪問看護師さんに何をしてもらえるのか説明に来てもらえませんか」と電話があった。夫と母親が自宅にいる時間に合わせて、自宅で療養するために訪問看護師ができること、家族ができることを説明した。「不安はありますが、本人も望んでいるし、僕たちもそれを支えたいと思うので退院させます」という言葉があり、退院に向けた調整を進めることになった。

体調の悪化に伴い、家族への看取りの説明をする

　退院後、Dさんは少しぼんやりしている様子もあったが、「帰ってきてほっとしました」と穏やかな表情であった。歩行できたため、トイレと入浴は自分で行いたいと希望し、約2週間は何とか自分でシャワーを浴び、昼間はリビングなどで穏やかな時間を過ごした。しかし、腹満と下肢の浮腫は徐々に増強し、利尿剤を増量したが効果はなく、食欲が落ちていった。呼吸苦もだんだん強くなり、在宅酸素療法の導入を提案すると「まだいらない」と言われ、その意思を尊重した。在宅医から夫に、「呼吸不全があり退院時よりも状態が悪くなっていること、呼吸苦が強くなったらいつでも在宅酸素を導入できること」などの説明がされた。

　さらに、呼吸苦や倦怠感が強くなり、在宅酸素療法を開始した。また、立ち上がるのがやっとという状態になったため、ポータブルトイレを導入することになった。その日に、受け持ち看護師より母親と夫へ「ターミナルパンフレット」を用いて、起こり得る

身体の変化などについて説明をした。

小学生の息子に母親の死期を伝えるための支援

　小学生の息子に、Dさんの体調についてどのように話しているかを尋ねると、「詳しい話はできていない」という返事で、息子はDさんが酸素を吸入するようになってから近づけなくなっているということだった。看取りまでの時間は長くないと予測されるため、夫から息子にDさんの病状と死に向かっていることを話してみることを勧めた。翌日、夫と息子の2人で食事に行き、話をした。息子は帰宅後、母親のそばに行って手をさすり、Dさんも息子の名を呼んでいたということだった。

看取りに向かう家族の変化

　数日後、Dさんは介助しないと起き上がることができなくなり、仙骨部に水疱を形成したため、エアマットレスを導入した。ぼんやりしながらも応答できており、苦痛はなく穏やかな表情だった。その翌日にはポータブルトイレへの移乗ができなくなり、「本人は嫌だろうが」と家族も迷いながらではあったが、尿取りパッドとおむつを使用するようになった。その日の午後の往診時には血圧が80 mmHg台に下がり、家族と相談のうえ訪問看護師が夜間に訪問することとした。

家族全員で見送った最期

　翌日は息子の体育祭の日だったが、息子から休むと言い、体育祭のTシャツを着てDさんのそばにいた。夫や近所に住むDさんの妹も仕事を休み、付き添っていた。そしてその日の午後、Dさんは家族に見守られながら息を引き取った。
　連絡を受け、受け持ち看護師がエンゼルケアに赴いた。夫、母親と一緒に身体を拭き、お気に入りだったというワンピースに着替えさせた。息子も身体を拭くのを少し手伝っていた。息を引き取ったのは、「家族が順番に声をかけ、最後に息子が声をかけた後のことだった」とのことで、「全員で見送れて本当によかった」と夫をはじめ家族全員が語っていた。

この事例から学んだこと

❶ 自宅でみるか病院でみるかは一度決めても常に揺れるものだということ。
❷ 幼い子どもに「死」を伝えることの難しさ。
❸ 病院医師・医療ソーシャルワーカー・診療所と密に連絡をとりケア体制が整ったことで、家族の意思も固まり、本人の望みに添ったよい看取りにつながった。

III

さまざまな生活の場での看取り

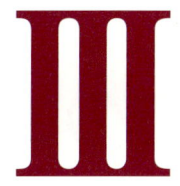

1 さまざまな生活の場での看取り

2 看多機での看取りのポイント
　　看多機での看取りの事例

3 ホームホスピスでの看取りのポイント
　　ホームホスピスでの看取りの事例

4 グループホームでの看取りのポイント
　　グループホームでの看取りの事例

5 特養での看取りのポイント
　　特養での看取りの事例

1 さまざまな生活の場での看取り

　要介護状態あるいはがん末期などの重篤な病状であっても、各種の保健・医療サービスを利用しながら地域で過ごす人が増えている。地域には、「自宅」のほかにもさまざまな「生活の場」があり、看取りの場も多様化している。
　Ⅲ章では、自宅以外の生活の場のうち、「看護小規模多機能型居宅介護（看多機）」「ホームホスピス」「グループホーム」「特別養護老人ホーム（特養）」を取り上げ、それぞれの看取りについて概説する。

1.「生活の場での看取り」と看護のかかわり

　「生活の場での看取り」は、救命や治療を優先する医療機関での看取りとは違って、「生活の延長線上にある人生の終末期」といえる。Ⅱ章で詳しく述べたとおり、在宅では訪問看護が十分にかかわって人生の終末期を支えるしくみがあるが、生活の場によって看護のかかわり方は異なる。それぞれの場の特徴と看護の関係をまとめると次のようになる。

● **看多機**
　看多機は、4つの機能、すなわち「訪問看護」「訪問介護」「通所」「宿泊」のサービスを併せもつ。訪問看護事業所（訪問看護ステーション）と一体化した運営が可能であることから、医療ニーズが高い、家族に介護疲れや不安があるなど、自宅だけで看ることが困難な場合に有効なサービスである。看護は通所・宿泊の場および訪問先で療養者を支援する。

● **ホームホスピス**
　ホームホスピスは、一般住宅などを活用した「第2の家」として、生活支援を中心としながら看取りを行う場である。介護保険等の制度下に位置づけられたサービスではないが、ニーズは大きく、今や全国に広がりつつある。在宅と同様の扱いになるので、看護は外部から訪問看護としてかかわること

になる。

● **グループホーム**

　グループホームには看護職の配置基準がなく、看護のかかわりはさまざまである。看護職を雇用・配置しているところもあれば、健康管理を主な役割として外部の訪問看護ステーションと委託契約を結ぶところもある。また、がん末期の入居者や「特別訪問看護指示書」が発行された急性増悪時については、入居者との個別契約で訪問看護サービスを受けることができる。最近ではグループホームでの看取りが推奨されており、訪問看護ステーションと連携して看取るところが増えている。

● **特養**

　要介護状態にある人が終の棲家として入居することの多い特養では、入居者の人数に応じて看護職が配置されている。原則的には外部の訪問看護サービスは利用することができないが、がん末期などの場合は、条件によっては訪問看護と連携することができる。

2. 「在宅での看取り」との違い

● **介護職との連携**

　在宅での看取りとの大きな違いは、日常生活支援を行うのが介護職だという点である。在宅の場合、家族が中心となって日常生活と精神面でのケアを行い、それを訪問看護師等が支援するかたちとなる。しかし、自宅以外の生活の場では、介護職がケアの中心を担う。

　Ⅱ章では、家族支援の観点から臨死期の看取りのポイントをまとめたが、生活の場で介護職とともに看取るうえでも、基本は同じである。地域での看取りを進めるためには、看護職と介護職が知識と覚悟をもって一緒に取り組む必要がある。これまでの介護職の役割上、看取りに慣れている人が多いとはいえないが、お互いが専門職として尊重し合い、有機的で柔軟な連携を図ることが求められる。

● **家族への支援**

　自宅以外の生活の場では、療養者と家族は常に一緒にいるわけではない。しかし、日常生活支援を介護職に委ねたとしても、看取りにおいては、家族にしかできない役割がたしかにある。療養者と家族が納得のいく人生の最期を迎えられるように、看護職は家族の主体的なかかわりを支持し、看取りに向けてともに歩む姿勢が求められる。

資料● さまざまな生活の場と、看取りを支える主なサービス

生活の場やサービス	概要
<訪問> 訪問看護／訪問介護／ 定期巡回・随時対応型 訪問介護看護	・自宅療養に欠かせないサービス。 ・定期巡回・随時対応型訪問介護看護では、訪問介護と訪問看護が連携し、利用者の心身の状況に応じて24時間365日、必要なサービスを必要なタイミングで柔軟に提供する。
<訪問・通所・宿泊> 看護小規模多機能型居宅介護（看多機）	・自宅で過ごすことを基本とし、「通所」「宿泊」「訪問看護」「訪問介護」を組み合わせることで、看護と介護の一体的なサービスを24時間365日提供する。 ・通所・宿泊先には、常勤の介護職と看護職がおり、地域の医療機関と密な連携をとっているため、医療ニーズが高い人も利用できる。
<訪問・通所・宿泊> 小規模多機能型居宅介護（小多機）	・「通所」や短期間の「宿泊」、療養者宅への「訪問」を組み合わせ、日常生活上の支援や機能訓練を行う。
<入居>※1 特別養護老人ホーム（特養／介護老人福祉施設）	・食事・排泄・入浴等の介護、日常生活の世話、機能訓練、健康管理、療養上の世話を行う場で、ユニット型個室・ユニット型準個室・従来型個室・多床室がある。 ・要介護3以上で入所できるが、寝たきりなど介護度が重い人や経済的に在宅生活が困難な人が優先される。 ・嘱託医または協力病院が決められており、緊急時には対応する。 ・入居者数に応じた常勤看護師の配置義務がある。
<入居> 有料老人ホーム	・食事の提供、介護の提供、洗濯・掃除等の家事、健康管理などのサービスを行う場で、施設ごとに入居基準がある。 ・主に3つのタイプがあり、サービスも以下のように異なる。「①介護付：介護ケア、生活相談、機能訓練」「②住宅型：生活支援（入居者自身で訪問介護サービス等と契約）」「③健康型：食事等の提供のみ（介護が必要になった場合は退去）」
<入居> グループホーム（認知症対応型共同生活介護）	・要支援2以上の認知症の人を対象に、専門的ケアを提供する施設・サービス。 ・介護職のサポートを受け、調理や掃除、買い物などを自分たちで行いながら生活することで、認知症の進行を和らげることを目的としている。 ・1つの共同生活住居（ユニット）を5〜9人で利用する。 ・看護職の配置義務はなく、看護師を雇用しているところもあれば、訪問看護ステーションと業務提携しているところもある。
<入居> サービス付き高齢者向け住宅（サ高住）	・「高齢者住まい法」改正により創設された、介護・医療と連携して高齢者の安心を支えるサービスを提供する、バリアフリー構造等を有する賃貸住宅のこと。 ・60歳以上の人もしくは60歳未満で要介護・要支援認定を受けた人が入所できる。 ・常駐のケア提供者はいないため、入居者自身で訪問介護や訪問看護の利用契約を結ぶ必要がある。
<入居> ホームホスピス※2	・一般住宅等を改装し、自宅に近い雰囲気の中、少人数で生活し、介護職の支援を受けて最期のときまで過ごすことができる場所。 ・看護職が常駐していない場合も多く、その際は入居者自身で訪問看護の利用契約を結ぶ必要がある。 ・必要に応じて、デイケアやデイサービスに通うことも可能。
<入居> ナーシングホーム※2	・日本では明確な定義づけはないが、基本的には、常勤の看護師が主体となって運営する、比較的重症の人でも看護ケアを受けることが可能な施設を指す。

※1 自宅から住み替えて、そこを生活の場とするサービスについて、ここでは「入居」とした。
※2 2016年4月時点で介護保険の制度下にないサービス。

2 看多機での看取りのポイント

1. 看多機とは

　医療処置や介護が必要になっても、住み慣れた場所で暮らし続けるためには、訪問看護や訪問介護などの"点"で支えるだけでは限界がある。看護・介護の専門職の目の行き届くところで「通所」や「宿泊」ができ、さらに、療養上の不安や疑問を看護師に気軽に相談できるサービスが必要である。そこで、「訪問看護」「訪問介護」「通所」「宿泊」を居宅介護支援と一体的に提供するため2012年4月に創設された介護保険上のサービスが、看護小規模多機能型居宅介護（看多機。2015年4月「複合型サービス」から名称変更）である。

　通所の場に看護師がいれば、医師の指示のもと医療処置を行うことができるため、通常のデイサービスでは対応困難であった医療ニーズが高い人や、疼痛コントロールを含めた緩和ケアが必要な人の通所が可能になった（看護の体制によっては宿泊時も対応）。また、家族が介護疲れや仕事などの都合で一時的に介護を休みたいとき、看多機を利用すれば、医療ニーズが高い人でも入院せずに生活の場でのケアを継続できる。一時的にでも休息をとれる場所があれば、家族も本人も、また自宅で過ごそうと前向きに考えられるようになることが多い。

　看取りの時期が近づいたときには、家族の介護力や希望に応じて、看多機での宿泊を利用して過ごすのか、訪問中心のサービスを組み立て自宅で過ごすのかを選択することができる。

2. 看多機での看取りの特徴

　看多機での看取りの特徴の一つは、ケアを受ける場として自宅だけでなく

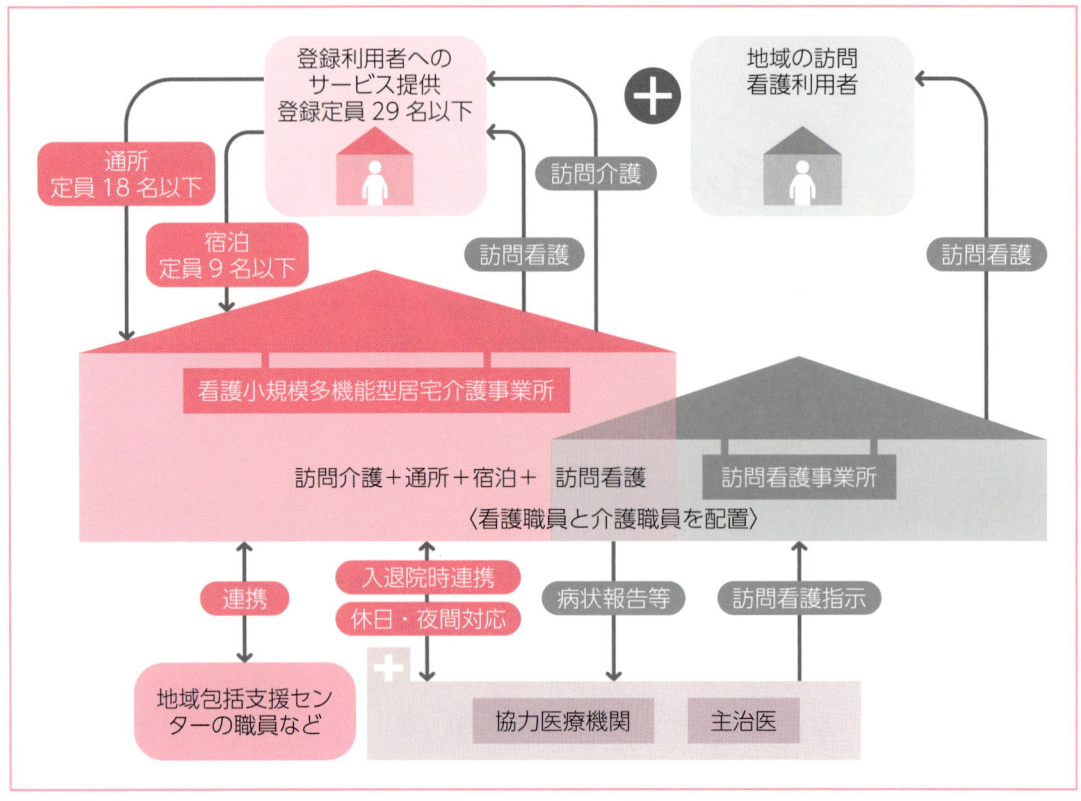

図 看護小規模多機能型居宅介護（看多機）の概要

　通所・宿泊の場があり、終末期の人や重症の人でも、双方を行き来することが可能な点が挙げられる。

　二つ目の特徴は、自宅への訪問と通所・宿泊の場での看護・介護を同じスタッフが担うことが多く、療養者にとってなじみの相手が、場所や病状にかかわらず最期までかかわることができる点である。スタッフは、自宅での様子、通所・宿泊の場での様子の両方を知っているので、その人が何を大事にして過ごしてきたかを知る機会が多い。場所が変わっても、療養者の生き方を尊重したケアを継続して行うことができるのが、看多機の強みである。

　また、通所・宿泊の場は「生活の場」の延長線上にあるため、"これはやってはいけない"という制限をあまり設けず、本人の希望どおりに過ごせるよう支援することを重視している。日頃から本人や家族とコミュニケーションをとり、その人が何を大事にしているか理解しておくことが大切である。

　通所・宿泊の場で医療的ケアを提供できることは先に述べたとおりだが、看護師が24時間勤務しているところは少なく、基本的に、夜間は介護職のみでケアを行い、必要な場合に看護師に相談するという体制をとっていると

ころがほとんどである。臨死期の人などもいるため、看護師と介護職の連携がよりいっそう重要になってくる。

　死を目の前にしている人にケアを提供する際、介護職には、「どのような状態になったら看護師に連絡したらよいのか？」「何か苦しそうな様子にみえるけれど、このままみていてよいのか？」「家族に連絡をするタイミングは？」などの不安がみられる。依然として病院死が大半を占める現在において、介護職が、臨死期の人をケアしたり、「人の死」を体験する機会が多くあるわけではない。介護職自身が看取りの覚悟をするために、看取りの際はどのような経過を辿っていくのか、あらかじめ知っておく必要がある。まずは、看護師と介護職で、最期のときが近づいている状態だという共通認識をもつことが大事である。その中で、死は自然の過程であるということ、看取りのケアは特別なものではなくその人が安楽に過ごすためのケアを通常どおり行うことを大切にするよう伝える。不安な際はいつでも看護師と連絡がとれることを伝えるのも忘れないようにしたい。

3. 在宅での看取りとの違い

　看多機での看取りは、自宅のみで介護している場合と違って家族が病状変化の過程をずっと間近でみているわけではないので、心の準備が十分にできていないことがある。それを防ぐために、家族が本人の状態を理解し、受け止める時間をつくることが大切である。本人の状態についてこまめに家族と話をする、家族と本人がともに過ごす時間をつくる、これから起こり得ることを家族に話すなど、家族が死を覚悟するための支援を行う。家族の希望にもよるが、ケアに参加してもらうのも効果的である。このように、家族と協働して看取りのケアを行うためには、日頃からの信頼関係づくりが重要になってくる。

　また、看多機では、ほかにも通所や宿泊のサービスを利用している人がいる。死に近づきつつある時間の中で、静かな環境を好む人もいれば、賑やかな声がきこえたほうが安心するという人もいるため、通所・宿泊の場では本人の希望に沿った環境づくりが必要となる。併せて、他の利用者への配慮も忘れないようにしたい。看取りが近くなると、どうしても家族やスタッフの動きが慌ただしくなり、亡くなった後には葬儀業社が出入りすることもあって落ち着かない。本人との関係性に応じて、他の利用者がお別れする場面をつくったり、逆に、混乱しないように場所を分けるなどの配慮が求められる。

看多機での看取りの事例

事例 5　「父の死に目には会えなかったので、母は自分が看取ってやりたい」〜看多機のサービスを活用しながら看取りを行った事例〜

療養者　Eさん、90歳代、女性

病　名　間質性肺炎、皮膚トラブル、気道狭窄

経　過　間質性肺炎で、ステロイドの長期服用による皮膚脆弱のため皮膚トラブルを起こし、酸素・バルーンカテーテルも使用していた。ADLは全介助の状態。もともと小規模多機能型居宅介護（小多機）を利用していた。介護者は娘だが、持病があるため、宿泊を多く使いながら自宅療養を何とか続けていた。気道狭窄のため入院し、退院と同時にまずは訪問看護を利用開始。その時点では小多機継続であった。その後再入院し、気道狭窄による突然の呼吸停止のリスクが高いこと、皮膚処置が毎日必要で看護師が不在のことがある小多機では対応が難しいことから、看護小規模多機能型居宅介護（看多機）に相談があり、看取りも視野に入れて利用開始となった。

家　族　娘（持病あり）

看取りに対する家族の思いを確認する

施設見学の際に、看護師がこれまでのいきさつをきき、Eさんの娘はEさんの夫（父）の死に目に会えなかったのを後悔しており、Eさん（母）は自分で看取ってやりたいと考えていることを確認した。そして、現状を把握するために、退院前カンファレンスにケアマネジャー・看護師が参加し、看多機を利用することとなった。病状は突然呼吸が止まってもおかしくないギリギリの状態とのことだった。サービスの利用方法（通所と宿泊の頻度、訪問の回数など）を相談し、看多機宿泊を経て、自宅へ帰ることになった。

重度の療養者に対する介護職の不安を、ともにケアをすることで解消する

看護師は自宅に訪問したことがあったので、看多機のサービス利用開始初期は、看護師に介護職が同行し、家族との関係づくりとケアの方法を伝達しながら、介護職のみで訪問する日も設けていった。最初は看護師がかかわる時間が多かったうえに、Eさんが重度だったこともあり、介護職がケアに手を出しにくい状況が見受けられた。そこで、介護職と協力して、連日のシャワー浴などで皮膚の処置を行ったり、酸素やバルーンカテーテルなどの管類に注意しながら移乗する方法を伝えたりして、介護職の不安を軽減するよう努めた。また、便が頻回のため、おむつ交換と創部の浸出の対応のために就寝前に看護師が訪問した。

家族の体調に応じて宿泊を活用し、看多機でともに過ごせるようにする

　心不全症状が出現、喘鳴もみられるようになった。娘の体調不良もあり、10日間宿泊を組んだ。利尿剤の服用等が開始されたが、症状が改善しなかった。宿泊中に往診を依頼、その際に家族も呼び、「心不全症状も進んできており、いつ呼吸が止まってもおかしくない状況だ」と説明があった。その状況をケアマネジャー、介護職と共有した。娘は説明を受けて、その日は一日中気にして複数回様子をみに来ており、泊まることを希望したので、空いている部屋にベッドを用意した。娘は宿泊中に看多機で看取ることも覚悟していると話しており、スタッフ間でその思いを共有した。最初の日は泊まったが、その後は自宅で休み、変化があったら連絡して来てもらうことになった。

医師と相談し、症状を緩和しながら、普段に近い生活が送れるよう支援する

　症状に関しては主治医の指示のもと、利尿剤の注射、酸素の増量を行うとともに、ケアは看護師と介護職の2名体制で行い、苦痛を少なくするようにかかわった。介護職には、いつ亡くなってもおかしくない状況であるが、通常どおりケアを行っていくことを伝えた。それまで夜間は介護職のみで基本ケアを行う体制であったが、おむつ交換等の対応に関しては、本人の苦痛の軽減と介護職の不安の軽減も合わせて、看護師が日に3回巡回して、ともにケアを行うようにした。

　日中は家族と過ごす時間や、ベッドのままフロアに出て他の利用者とレクリエーションに参加する時間もつくるようにした。また、この時期に家族7人が面会に来て本人と過ごした。

看取りの場所を家族と相談し、看取りの覚悟をするための説明をする

　もともとの帰宅予定を3日後に控えた日から尿量減少、血便がみられるようになり、眠っている時間がかなり多くなった。娘に自宅に帰るかどうか確認したところ、「家に帰るのを本人が楽しみにしているので帰ります」と希望した。そのため「看取りのパンフレット」を渡し、最期に起こり得る呼吸の変化や、Eさんの症状を説明し、その対処方法を伝えた。また預貯金通帳を整理しておくことや、旅立ちの衣服、遺影用の写真等の準備をしておくよう話した。

　介護職にも同じパンフレットを用いて、宿泊中に起こり得る身体的変化とその対処法について説明し、そのときに対する覚悟と、その際の連絡方法を確認した。夜間の巡回はそれまでと同様に継続した。

　帰宅予定日の朝8時半に下顎呼吸がみられ、血圧も測定不可の状態となり、至急娘に来てもらった。娘が到着するまでの間に息が止まりそうになったが、娘が来て大きな声で呼びかけると、再び呼吸をし始めた。その時点で娘から「やっぱり最期は家に連れて帰りたい」と希望があり、看護師も同乗して帰宅。その後医師に来てもらい、自宅で死亡が確認された。

看取りについて語る場を設けて、死を振り返る

　娘と看護師でエンゼルケアを行った。「父のときは悔いが残って1年以上立ち直れなかったが、今回はよい時間を過ごせてよかった」と、泣きながら何度も話していた。その後、介護職を交えて、本件の振り返りの場をもった。
　また、約半年後、主治医の所属する診療所の講演会のゲストとして娘が参加してくれ、満足する最期を迎えることができたと看取りの経験を語ってくれた。

この事例から学んだこと

❶ 介護職、家族を含めて、今の病状と今後起こり得る身体的変化およびその対処法を共有することで、不安を軽減し、看取りの覚悟をすることができる。
❷ 起こり得ることをパンフレットにして渡せるようにしておくと、頭に残りやすく、繰り返し読むこともできるため、とても有用である。

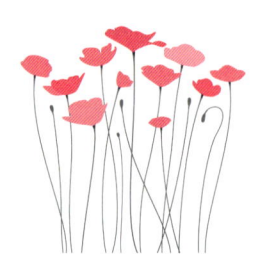

| 事例 6 | 「看多機があったから、最期までみることができました」～看多機で家族をサポートするも、スタッフ間の情報共有に反省の残った事例～ |

療養者	Fさん、80歳代、男性
病　名	アルツハイマー型認知症、誤嚥性肺炎、膀胱瘻
経　過	アルツハイマー型認知症で、誤嚥性肺炎、膀胱瘻（留置カテーテル）があり、定期と臨時の宿泊を中心に小規模多機能型居宅介護（小多機）を利用していた。誤嚥性肺炎での入院を機に経口摂取ができずADL全介助となり、CVポートからの高カロリー持続点滴と吸引が必要な状態になった。退院にあたり、小多機での対応は看護師不在のため難しいので、看護小規模多機能型居宅介護（看多機）を利用しながら在宅療養することになった。
家　族	メンタル面の持病がある娘と、白血病で要介護状態の妻との三人暮らし。

看多機でかかわりながら、本人を知り、家族とも関係をつくる

　退院前カンファレンスで、看護師が家族の医療処置の習得状況を確認。娘は医療処置はできていたが、自宅療養の準備（ベッドを置く場所の確保など）ができておらず、看多機の宿泊を経て自宅へと戻った。看多機の通所（週5回）、宿泊（週3泊）、訪問看護・介護を利用しながら自宅療養が始まった。介護職に対して、管の管理方法、点滴の注意点を指導し、起こすようにして肺炎予防をしながら過ごした。娘の体調不良、妻の白血病再発末期状態もあり、臨時で宿泊も追加しながら過ごしていた。

　経口摂取はしていなかったが唾液での誤嚥もあり、肺炎を何度か起こした。在宅で点滴・吸引等の対応で改善するときもあれば、それで改善せず2回入院したこともあった。肺炎を繰り返すたびに徐々に衰弱してきていた。

衰弱の様子をスタッフで共有し、サービスの利用と日々の過ごし方を検討する

　痩せが目立ち浮腫もみられるようになり、衰弱してきている様子があった。本人の状態に合わせて臥床する時間を多くとるように、通所・宿泊の場での過ごし方を介護職とともに検討した。この間、入院中であった妻が亡くなり、娘は病院宿泊や亡くなった後の手続き等で介護が難しかったので、宿泊を多く利用した。

さらに衰弱していく状態を家族と共有する

　看護師が自宅に訪問した際、娘に、全体としてはかなり衰弱が進んでいるように思う旨を伝えたところ、娘も「そう思う、母が父を連れて行ってしまうような気がする」と話していた。

　その後、発熱と血圧低下もみられるようになってきた。往診医より「小康状態だが、

全身状態としてはかなり低下して衰弱が進んでいるので、家族が寝ている間に呼吸が止まってもおかしくない状態だ」と説明されたが、娘は「覚悟しています」との反応だった。

亡くなったことを受け止められるようにグリーフケアを行う

　翌日、38℃の発熱があったが、もともと宿泊の予定であったため、そのまま看多機へ来てもらった。担当した看護師は、熱が下がったことを確認したので、車いすに座って普段通りに過ごしても問題ないと判断した。ところが、15分くらい経ったところで、呼吸が止まっていることに気が付いた。慌ててベッドに移し、蘇生するも戻らなかった。娘と主治医へ連絡し来てもらい、看多機の居室で死亡が確認された。亡くなる可能性が高いことは承知していたが、その兆候をとらえられなかったために、事前に娘に連絡することができなかった。看護師として、娘が臨終に立ち会えない結果になってしまったことは、心残りな部分である。

　娘とともにエンゼルケアを行った。その際、「ここ数日具合が悪くなっていたので、心配していた。穏やかな顔をしていたので、苦しまなかったようでよかった」と話していた。

　後日、ケアワーカーとともに自宅を訪問し、お焼香させていただいた際、娘は「看多機があったので、最期までみることができました。感謝しています。父と母が2カ月の間に一気に亡くなって寂しい思いもあるけれど、仲良し夫婦だったから……」と話していた。

この事例から学んだこと

❶ 最期の息を引き取る瞬間に娘が立ち会えなかったことが、看護師としては心残りな部分もあり、死期を予測する難しさを改めて感じた。
❷ 家族には覚悟があったため、いつも通りに過ごしてもらっていたが、正確な病状（起こり得る変化）が、看多機スタッフ全体で共有できていたのだろうか。送迎時に亡くなっていた可能性もあるため、改めて、事前にスタッフ間で情報を共有しておく重要性を感じた。

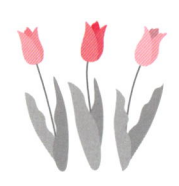

3 ホームホスピスでの看取りのポイント

1. ホームホスピスとは

　看取りの場所が病院から在宅へと移行する流れはあるものの、医療ニーズの高い人は、退院後の療養生活について不安を覚えることが多い。訪問診療や訪問看護のサービスが入るということで退院はしたものの、病院と違って24時間医療者がそばにいるわけではないため、療養者にとっても家族にとっても不安な状況であることに変わりはない。その中には、老老介護や、家族に認知症があるなど、入院の適応ではないが、自宅での介護も難しい、といった状況が多く見受けられる。また、独居で孤独感が強い、賃貸アパートでの看取りに不安があるなど、さまざまな状況から自宅での看取りが困難なこともある。

　ホームホスピスは、自宅ではない「もう一つの家/家庭」として、ホスピスの理念に基づいて介護職が生活上のケアを提供し、かつ、家族が気軽に立ち寄り、宿泊もできる場所として、入居者を受け入れている。

　介護保険の制度には含まれておらず、各地のホームホスピスによって考え方や規則（ルール）、料金体系は異なる。基本的に医療者は常駐していないが、自宅と同様に訪問診療や訪問看護が入れるため、その人に応じた適切な医療が受けられ、緊急対応も可能である。また、入居時には、医療的かかわりの中心を担う訪問看護師から介護スタッフに対し、病状やケアの注意点、本人や家族の希望などを伝えるため、細かいところまで行き届いたケアが可能となる。

2. ホームホスピスの特徴

　あるホームホスピスでは自室とデイルームを分けており、自室内は、ベッ

ドの配置を使いやすいように変えたり、好きな絵を飾ったり、その人らしく過ごしやすい環境づくりができる。自宅で飼っている愛犬などペットとの面会が可能なところもある。一方、デイルームでは、テレビをみたり、他の入居者とゲームや工作をしたりして過ごす。誕生日会や季節の催しなどを行うこともあり、少人数ならではのアットホームな雰囲気が特徴である。

少人数だからこそ、食事に手をかけているところも多い。好みの味付けにしたり、形態を工夫したりするだけでなく、その日の体調に合わせるために「今日の食事はどんな感じがいい？」と声をかけたりもする。在宅療養でもよくあることだが、「入院中は食べられなかったのに、ホームホスピスに来たら食べられた」という人は少なくない。一方、食べられる喜びは本人や家族にとって嬉しい出来事ではあるが、病状によっては悪影響となることもあるので、看護の立場からは、主治医や家族と話し合いながら提供するよう促したい。食後の嘔気・嘔吐、腹部の状況などの観察、対応についてもきちんと行う。

また、ホームホスピスでは、基本的に面会時間が指定されていないので、家族は出勤前に顔をみせたり、仕事帰りに立ち寄ったりすることも可能である。いよいよ最期というときには、家族が同室に宿泊することもできるが、強制ではないため、家族の希望によっては呼吸が止まってから連絡する場合もある。

病状や介護上の都合により自宅での生活が困難になった人が、最期まで安全に、尊厳を保ちながら、自分らしく豊かな生活を送ることができるようにつくられた「第2のわが家」、それがホームホスピスなのである。

3. 病院や在宅での看取りとの違い

病院との違いは、前述のとおり、24時間医療者が常駐していないことである。ただし、訪問看護師とはすぐに連絡がとれるようになっているため、緊急対応は可能である。あるホームホスピスでは、連携する訪問看護ステーションと近い場所にあり、「訪問」という形でなくても看護師が出入りするため、ホームホスピスの介護スタッフも、気になることがあればすぐに相談するなど密な連携を図っている。

一方、ホームホスピスと在宅とで、看取り後に訪問看護師が遺族の満足度調査を行った結果、11項目中、10項目において満足度に差がなかった。ホームホスピスが、新たな療養の場・看取りの場として拡がっていく可能性を示しているといえるだろう。

*

　家族への愛情の示し方は、人によって家族によってさまざまである。自宅で直接的な介護をする人もいれば、少し距離をおいて見守る人もいる。ホームホスピスを選んだケースでは、介護は介護職に任せることで、家族は仕事などの日常生活を継続でき、疲弊することなく療養者と向き合えるようだ。残り少ない時間を、おいしいものを一緒に食べたり、写真をみながら昔のことを語ったり、楽しい思い出づくりの時間にあて、家族の不眠や介護疲れ、おむつ交換などの苦労話はないまま、「よい時間を過ごせた」という思いで看取ることができる。

　最期の場所を、療養者の希望で決めるのか、介護力で決めるのか、状況はさまざまであるが、病院でも施設でも自宅でもない「ホームホスピス」という選択肢もあることを覚えておきたい。

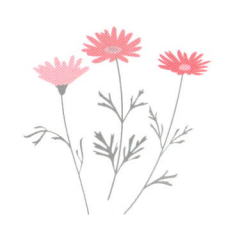

ホームホスピスでの看取りの事例

事例 7　「最期まで二人で過ごしたい」
～要介護の老夫婦でも安全・安心に二人のペースで暮らせるようサポートした事例～

療養者　Gさん、90歳代、男性

病名　高血圧症、認知症、誤嚥性肺炎

経過　高血圧はあったが近医に通院し内服でコントロールしていた。年相応の物忘れや理解力の低下はあった。もともとパーキンソン病と認知症のある妻へ訪問看護が入っていたため、看護師はGさんの体調の変化も把握していたが、最近になって、高血圧による体調不良で救急搬送されたり、傾眠、食事・内服ができない、失禁状態など、様子が明らかに変わってしまった。検査では脳梗塞や出血など明らかな病変はなく、認知症の進行との診断。Gさんへも往診・訪問看護導入となった。その後、誤嚥性肺炎を起こし入院。

家族　妻と二人暮らし。息子、娘は遠方に住んでいるため日々の生活へのかかわりは厳しい状況。電話連絡程度。

準備期～栄養経路はどうするか、どこで過ごすのかの決定へのかかわり

　精査の結果、嚥下機能の低下があり、病院側より「胃ろうの造設」か「中心静脈栄養法」の選択を迫られたと、訪問看護師が家族より相談を受けた。家族の思いをきくとともに、どこで過ごさせてやりたいのか、選択肢それぞれに関する利点・欠点、金銭的なこと、どのような介護が必要となるのかなどの情報を伝えた。家族は食べられないことが死につながっていくこと、食べてむせてしまうことも命取りになってしまうとの理解はできていた。病院で抑制されながら点滴をされていたことの印象が強く、Gさんの人間としての尊厳や、妻（母）のそばにいさせてやりたいという息子・娘の思いがあり、「なるべく自然なかたちで……」という選択に至った。主治医とも相談したところ、中心静脈栄養法でなくても最低限の補液はできることなどの説明があった。

　退院後、夫婦二人だけの生活は困難となったが入院の適応はなく、すぐに入れる施設もみつからなかった。訪問看護師は二人を別々にではなく一緒にいさせてあげたいと考え、ホームホスピスを提案した。家族の希望もあり、二人同室での入居となった。

開始期

　退院後、そのまま入居となった。妻も同時に入居し、ホームホスピスでの生活が始まった。訪問看護師から介護スタッフへ病状や注意点、背景などを説明し、ケアチーム全員が同じ思いでみていけるようサポートした。

安定期～二人のペースで、安心できて安全に暮らせる環境づくりを

　24時間の見守り体制と介護の手が入ることにより健康管理が確実にされるようにな

って、体調も安定した。介護スタッフだけでなく妻もGさんの世話をして、場所は変わったが二人のペースで生活していた。デイルームでもいつも一緒の二人。自宅とホームホスピスは近所であるため、週末に息子が来た際には車いすで自宅をのぞきに行ったりもしていた。自宅から近いことも入居の理由だったという。

　Gさんは禁飲食で皮下注射での補液を行っていた。胃ろうでも中心静脈栄養法でもなかったが、息子と娘は納得していた。あるとき、妻が自分の食事をGさんの口に入れて食べさせてしまうということがあった。誤嚥は避けたいという息子の強い思いもあり、Gさんの飲み込みが悪いこと、それが命取りになることを妻へ説明した。スタッフとも共通理解ができるようにした。

終末期〜妻がGさんの変化を受け入れるためのかかわり

　Gさんは徐々に衰弱していき、眠っている時間も増え、反応も悪くなってきた。妻は朝には顔や手を拭き、保湿クリームを毎日欠かさず塗っていた。徐々に変わっていく姿を一緒に感じ、受け止めていけるようケアにも参加してもらった。毎日そばでみている中でGさんの変化にも気づいており、「寝てばかりで何もしゃべらなくなっちゃったね」と状況の認識はできていた。息子や娘にも状態が変化していることを説明した。

臨死期〜穏やかな最期が迎えられるように十分な説明をする

　血圧低下、脈拍が微弱になったため、医師、家族へ連絡したところ、すぐに駆けつけてもらえた。医師よりお別れのときが近づいていることの説明があった。今後起こり得る症状などを説明し、心の準備をし落ち着いて見守ることができるよう、また、最期のときを家族4人で過ごせるよう配慮した。介護スタッフとも呼吸停止したときの対応、連絡先の確認をした。

死別期

　Gさんに苦痛な様子はなく、最期は家族が会話しているその横で静かに息を引き取った。死後のケアは家族にも入ってもらい、一緒に行った。何を着せるかは家族で話し合い、選んでいた。息子より「父と母が最期まで一緒にいられて本当によかった」との言葉をかけてもらった。

この事例から学んだこと

❶ 老夫婦でさらに認知症があると二人だけでの生活は難しい。しかし、かといって必要なときにすぐに入れる施設をみつけるのも困難である。

❷ 非がんの場合、食事が摂れなくなったときにどうしたらよいのか迷うことが多い。本人や家族の考えを尊重するのはもちろんだが、介護力、経済状況の面からも一緒に考えていく必要がある。

事例 8 「食べたいものを食べて、トイレで排泄したい」 ～最期まで自分らしく生ききることを支援した事例～

療養者	Hさん、80歳代、女性
病 名	子宮体がん末期（余命1～2カ月）、腹膜播種
経 過	腹水貯留やイレウスによる腹部膨満と吐き気、癌性疼痛の苦痛症状あり。麻薬による苦痛の緩和を図りながら、適宜、腹水も抜いていた。
家 族	長女夫婦と同居。主介護者は長女だが、就労しており日中は介護困難。

準備期～希望を叶えてくれる場所の提供

　Hさんの退院後の療養場所を探していた娘が、知人から紹介されたホームホスピスへの入居を検討していた。電話での問い合わせや見学により入居を決め、退院前カンファレンスには訪問看護師、ケアマネジャーだけでなくホームホスピスの介護スタッフも参加した。残りの時間をどう過ごしたいかというHさんの思いや、娘の母を思う気持ちも伝わってきた。

開始期

　退院日にそのまま入居となった。初日は家族も一緒に泊まった。

安定期～希望に沿ったかかわりを考える

　Hさんには「食べられるものを食べたい」という希望があったが、腹水貯留やイレウスによる腹満と吐き気があるため、病院では禁飲食となっていた。症状からみても経口摂取は厳しく、ときには苦痛を増強してしまう可能性もあり、主治医とも相談し、リスクも説明しながらのかかわりとなった。本人の好みや希望するもの、形態などについて調理スタッフと相談しながら提供し、家族からの差し入れなどもあった。腹水を抜いた日はお腹が楽になり、少し多めに食べられ、嬉しそうにしていた。吐き気・嘔吐が全くなかったわけではないが、食べられる喜びのほうが大きかった様子だった。

　また、「トイレで排泄したい」という意思も強かった。疼痛や腹満により体動はかなり困難なことではあったが、おむつや膀胱留置カテーテルではなく「トイレで」との希望に応えるため、苦痛の緩和やADLの評価を行い、訪問看護師と介護スタッフが連携を取りながらケアした。トイレ介助に関しては女性スタッフを希望していたため、勤務体制を調整しながら支援した。本人が希望する間は安全を第一に考え、介助を続けた。

終末期・臨死期〜安全安楽を考えたかかわりへの変更

　徐々に食べることができなくなり、全身状態も落ちてきた。体動時の疼痛もあり、トイレへの移動も困難となってきた。誤嚥や移動時の転倒等の危険を考え、我慢や困難なことはやめて、楽に過ごせるような方向へと変更した。ウトウトすることも多くなり、浮腫や腹水のことも考え、点滴も最小限になった。

　娘の思いも確認した。「退院してまた食べる姿をみることができてよかった。もう頑張らないで楽に過ごしてほしい」と、毎日会社帰りに寄り、Hさんと会話していた。休日には自宅から愛犬も訪ねてきて穏やかな日々を送っていた。

　だんだん意識や血圧が低下し最期のときが近づいてきたが、家族は状況を理解しており、落ちついてそばに寄り添っていた。

死別期

　死の兆候がみられてからは部屋でずっと娘と一緒に過ごし、やがて静かに息を引き取った。娘から「わがままをきいてもらい、母は幸せでした。病院にいたら食事のときのあの笑顔はみられなかったわ。満足です」との言葉をかけてもらった。

この事例から学んだこと

❶ 人は食べること、排泄することには最期までこだわりがあるが、介護の手が整わないとなかなか希望どおりにはいかない。この事例では、入居者が少人数のホームホスピスならではの個別のかかわりができた。

❷ 女性も社会で働く時代となり、自宅での介護の手がないことも多い。Hさんが入居したことで、娘も仕事に支障をきたさず会いたいときに会うことができたのでよかったのではないか。

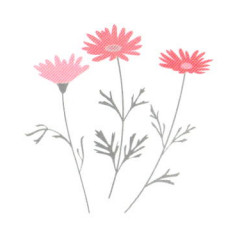

事例 9 「病院に行くのは死ぬとき」～最期までの時間をどこでどのように過ごすのがよかったのか、介入度合いを考えさせられた事例～

療養者	Iさん、40歳代、女性
病 名	胃がん末期、胃全摘出術後、腹膜播種
経 過	小腸イレウス、大腸狭窄部にステント留置。疼痛の緩和がなかなか図れず、発熱も繰り返している。
家 族	夫、高校生の息子と娘が同居。近所に実母が住んでいる。

準備期・開始期

　訪問看護師も退院前カンファレンスへ参加。末期であると病状説明はされていたが、本人も家族も「まだ何とかなる」という思いが強く、民間療法を希望していた。年齢も若く、高校生の子どももいるため、なおさらそういう思いが強かったと思われる。最期の場所をどうするのか？　自宅か病院かという話もあったが、「病院に行くのは死ぬとき」というIさんの思いがあり、自宅へ退院となった。緩和ケア病棟へ申し込みの話もあったが拒否された。

終末期・臨死期〜連日の緊急訪問対応

　退院後、ポートからの持続点滴をしながら過ごしていた。点滴は輸液バッグ交換や輸液ポンプの管理なども本人・家族で行えていた。

　退院して間もない頃は、39℃台の発熱を繰り返し夜間の緊急対応も多かった。また、疼痛緩和もなかなかうまくいかなかった。疼痛時はかなり大騒ぎして「こんなに痛いのに、家族は協力してくれない」「私がこんなにつらいんだから、この姿もちゃんとみて助けてほしい」などの発言もあった。

　家族の気持ちを確認したところ、「つらそうにしている姿をみていられない」ということだった。これでは家族関係がうまくいかなくなってしまうという心配と、苦痛の緩和が難しいことから、主治医より緩和ケア病棟への入院を勧められた。しかし、「病院に行ったら死んじゃう、病院は死ぬところだから」とやはり拒否された。

　このままずっと家族といることは、お互いにとってよくないのではないかという思いもあり、訪問看護師からホームホスピスを案内したところ、近所でもあり会いたいときには会いに行けるとのことで入居することとなった。

　入居してからも体調不良は続いていたが、Iさんは「いつも誰かがそばにいてくれるのは安心。家にいるときは昼間は一人だったから」とにっこり笑っていた。母親や友人、学校帰りには子どもたちも寄ってくれて、Iさんの部屋はいつもにぎやかだった。

夜間から翌午前中にかけて発熱や激痛に襲われることが多く、その予防として解熱鎮痛剤の点滴をしても効果の持続時間が短い。すぐに再び苦痛が出現し、介護スタッフからの緊急連絡が頻回に入るようになったので、対応のため訪問することになった。緊急訪問には別途、対応の費用がかかり、夜間であれば時間外の費用も加算されるため、金銭的な負担も増えていった。そのほか、ホームホスピスでの入居費もあるため、家族と相談の機会を設けた。身体の状態が低下してきていることもあり、往診医からも再度緩和ケア病棟への入院の説明がなされた。家族からは、「これだけお金がかかると正直厳しい」「状態もよくないのなら入院したほうがいいのかも」との話があった。家族からIさんに説明し、入院を決めた。しかし、事前の受診や申し込みをしていなかったことと、ベッドが空いていないことによりすぐには入院できなかった。もどかしい気持ちを抱えながらも、痛みや発熱の苦痛は続き、夜間の訪問も続いた。

死別期

　入院の日、Iさんは弱々しい笑顔で手を振ってくれた。入院したら楽になれるのか、入院することにIさんは本当に納得していたのかという思いがあった。病棟のスタッフからも「もう少し早く入院するか、そのまま入院しなくてもよかったのではないか」と指摘された。そして入院翌日に亡くなったとの連絡が入った。家族は「病院に着いて、食べたいものをおいしいって言いながらいっぱい食べたんだよ。嬉しそうに。これでやっと楽になれたと思う」と話していたが、Iさんが納得できるよう、訪問看護師がもっと働きかけることができたかもしれないという念も拭い切れなかった。

この事例から学んだこと

❶ 苦痛の緩和が難しく24時間のかかわりが必要な場合は費用がかかってしまう。
❷ 本人の緩和ケア病棟に対する負のイメージが固まっていて、入院へ踏み切るタイミングが遅れた。
❸ ギリギリの状態で入院したため、病棟からも「もう少し早く入院するか、そのまま入院しなくてもよかったのではないか」と指摘された。判断をもう少し早くするべきだった。

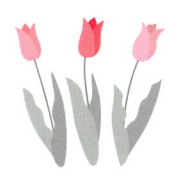

4 グループホームでの看取りのポイント

1. グループホームとは

1) 入居条件と目的

　認知症対応型共同生活介護（グループホーム）とは、介護保険制度における地域密着型サービス事業の一つで、認知症の人が共同生活を行う場である。認知症であるという医師の診断があり、要支援2以上の要介護認定を受けた人が入居対象となる。入居者は1ユニット9人までで、食事や排泄、入浴などの介助を受けながら生活をする。一方、介護職のサポートを受け、調理や掃除、買い物などを自分たちで行いながら生活することで、認知症の進行を和らげることを目的としている。

2) 訪問看護ステーションとグループホームの連携

　グループホームは、認知症の人にとって生活の場だが、訪問看護サービスに対する介護報酬は算定できない。また、看護職員の配置も義務付けられていない。しかし、入居者が重症化し、また最期までグループホームで過ごしたいと希望する人が増えている背景から、2006年に「医療連携体制加算」が創設された。看護職員の配置、あるいは訪問看護ステーションや病院・診療所との連携（委託契約）により、24時間体制で看護師が相談対応や必要時の訪問などを行うことで、この加算を算定できるというものである。2014年度の調査では、3割弱の訪問看護ステーションがグループホームへの訪問を実施している状況である[1]。なお、グループホーム入居者への医療保険による訪問看護サービスは可能であり（ただし病名や期間が限られる）、がん末期の場合や、特別訪問看護指示期間は、訪問看護を提供することができる。

2. グループホームでの看取りの特徴

1) 介護職が日常的なケアの中心を担う

　グループホームに看護師が雇用されている場合でも、勤務が平日の日中のみなど限られていることが多く、看護師がいないところも少なくない。継続して日常的なケアを担うのは介護職である。在宅では、本人の代理として家族が医療的ケアを行うことが多いが、グループホームの介護職員は、家族と同じように医療的ケアを行うことは法的に禁じられている。そのため、医療的ケアが必要となった際には、看護師（訪問看護ステーションの看護師、あるいはグループホーム職員の看護師）がどの程度対応できるのか、介護職だけの時間帯には何ができるのかということを考えておく必要がある。

　また看護師は、在宅で家族に説明するのと同じように、今後起こり得る症状やその対応方法などを、介護職に事前に説明しておく必要がある。さらに、介護職は「自分の勤務時間に何かあったらどうしよう」という不安を抱えていることも多い。入居者の体調変化時に、医師や看護師にタイムリーに報告・相談できるよう連絡手段を確認し合うことが大切である。介護職が入居者の変化をしっかりとらえて、医療者と相談しながらかかわっていることがわかれば、入居者の家族も安心できる。

2) グループホームごとに医療的ケアに関する方針がある

　グループホームは、在宅と異なり、介護職が複数の入居者にかかわっているため、点滴をするにしても、特定の入居者にずっと付き添っていることができない。また、入居者に認知症があるため、点滴中だから動かないでいるということも難しい。そのため、医師や看護師が医療処置を行う体制を整えることとは別に、個々のグループホームでどのようなケアの体制がとれるのかを相談したうえで、導入する医療処置を考える必要がある。

　また、グループホームの方針として、膀胱留置カテーテルや胃ろうが必要な人は退去となるなど、医療的ケアはしないと決めている場合もあり、入居者や家族が最期までグループホームにいたいと希望しても、医療処置が必要となると別の場所への移動を考えなければならないこともある。一方で、看取りまで行うグループホームも増えてきている。看取りが近い状態では、ある程度定期的な医療処置も可能であるなど、さまざまな方針がある。

3）付き添う家族への配慮

　グループホームで最期を迎える入居者の家族には、在宅の場合と同じように医師から説明をし、看護師からも状態の変化や予後の見通し、医療者に質問や相談をしたいときの連絡方法を伝えておく必要がある。

　一方、グループホームは自宅ではないため、家族が日中に訪れたり宿泊したりする場合には、家族自身も緊張したり気を遣ったりしている可能性がある。看護師が家族と会うときには、家族へのねぎらいも忘れないようにしたい。

　また、介護職がケアをすることが日常化しているため、家族が自分もできることをしたいと思っても言い出せないことがある。やり方がわからないだけでなく、介護職に失礼になるのではないかと気を遣うこともある。看護師がグループホーム職員の場合には、家族の希望をきいて一緒にできることをしたり、訪問看護ステーションの看護師の場合には、家族と一緒にケアをするだけでなく、家族の希望を介護職にうまく伝えて、家族の役割をつくるなどの配慮も必要である。ただし、家族にケアの責任を担ってもらうことが目的ではなく、本人に何かしてやりたいという家族の思いを実現するための支援であることを忘れないようにしたい。

4）他の入居者への配慮

　グループホームでは、体調の悪い入居者がいると、他の入居者もいつもと異なる様子を感じ、不安になったり心配したりすることがある。他の入居者にどのように説明するかを介護職と相談し、入居者同士が一緒に居室やリビングで過ごしたり、声をかけたりできるような状況をつくるように配慮する。そして、旅立つ入居者を一緒に見守り、見送ることができるような雰囲気づくりを心がけたい。

[引用・参考文献]
1）全国訪問看護事業協会：認知症グループホームと訪問看護ステーションの今後の連携のあり方に関する調査研究，2015．
　＜http://www.zenhokan.or.jp/pdf/surveillance/h26-6.pdf＞

グループホームでの看取りの事例

事例 10 「グループホームで可能な対応のみで、最期まで過ごさせたい」〜認知症のため意思確認できない療養者への医療提供について悩んだ事例〜

療養者	Jさん、70歳代、女性
病 名	脳血管性認知症、誤嚥性肺炎
経 過	7〜8年前に脳血管性認知症と診断され、5年前にグループホームに入居した。当時は歩行ができ、歌を歌うなどしながら、笑顔で過ごすことが多かった。それまでできていたことが少しずつできなくなる中で、Jさんが言葉で表現できないことが増え、2年くらい前からは、混乱して大声を上げたり、手を上げたりするようなった。グループホーム入居者の健康管理は、訪問看護ステーションに委託されていたため、入居当時から訪問看護師がかかわっていた。
家 族	キーパーソンは息子

グループホームの介護職員との情報交換で、本人が落ち着く環境を整える

　Jさんがどんなときに怒り、興奮するのか、できていることは何かなどを評価し、残っている機能を活かせるように、訪問看護師がグループホームの介護職員と相談しながら環境を整えた。便秘を予防し、バイタルサインはタイミングをみながら測定するなど、ストレスになることを減らすようにかかわった。また、周囲がざわついていると落ち着かなくなるため、静かな環境で食事や状態観察を行い、介護職員との定期的なカンファレンスでJさんの病状や生活について情報共有した。

体調変化の原因を探り、治療の可能性や対応方法を検討する

　1年前から経口摂取量のムラが出始め、時々発熱するようになった。採血の結果、経口摂取量の減少は認知症の進行と考えられると、主治医から息子に説明があった。相談のうえ、積極的な治療はせず、経過をみることとなった。

　その後2〜3カ月の間も、発熱や嘔吐を繰り返し、徐々に衰弱していった。Jさんがどこでどのように過ごし最期を迎えるかを考える時期であると訪問看護師が判断し、医師から息子への病状説明を含めて今後の方針を確認する場を設けた。

　病状をきいた息子から原因精査の希望が出され、外来で検査したところ、胸水・左大腿部頸部骨折があることが判明した。骨折については体力面を考慮して手術はしないことになり、息子からは、経口摂取がさらにできなくなったら点滴をしてほしい、グループホームでできる範囲で対応してほしいという希望があった。

病状悪化に伴い家族の希望を確認─「本人だったら」と考えることの難しさ

　その後、経口摂取がほとんどできなくなり、下痢や発熱も続き、脱水症状もみられたため、皮下点滴 1000 mL/ 日を週 2 回行うことになった。最期までグループホームで過ごすのか、その場合、どのように過ごしていくかなど再確認の必要があると考え、訪問看護師とグループホーム職員で家族の思いをきく機会をもった。その際に家族から、「胃ろうやポートという方法があると情報を得たがグループホームで対応できるのか」という質問があった。グループホームでは対応できないため、その場合は他施設へ移動してもらうことを説明したところ、「グループホームで対応できる皮下点滴のみで最期まで過ごさせたい」という希望であった。

　その後、Jさんの生活に合わせて点滴の時間を決めたり、少しでも経口摂取ができるようにグループホーム職員と情報交換しながら工夫した。しかし誤嚥性肺炎を起こし呼吸状態が悪化したため、絶飲食となった。主治医から息子夫婦へ、経口摂取を継続することは誤嚥のリスクが高く、栄養を確保する方法として胃ろうやポートがあることについて再度説明があった。

　判断に迷っている家族に対し、訪問看護師が「今のJさんは意思は伝えられないけれど、これまでのJさんならどう考えそうですか」と投げかけると、家族は「母は手術が怖いと言っていた」「自分ならもう何もしなくていい」などと話していたが、その場で決断するのは難しいようだった。持ち帰って家族で話し合った結果、グループホームでできる水分補給目的の皮下点滴を最期まで行いながら過ごすことに決めたという返事だった。

家族の希望で点滴を続けることが本人にとってよいことなのかという葛藤

　数日すると、下肢の浮腫が増強し、点滴を続けることが本人にとってよいことなのかと訪問看護師や介護職員に迷う気持ちが出てきた。しかし、Jさん自身の気持ちはわからず、最期まで施設でできることをしてほしいという家族の希望があったため、点滴を継続した。

家族とグループホームの介護職員に看取りの説明をする

　さらに衰弱が進んできた時点で、看取りの時期が近くなっていると判断し、医師に往診してもらい、息子夫婦が来訪する時間に合わせて訪問看護師もグループホームに行き、看取りについて「ターミナルパンフレット」を使って説明した。

　数日後、意識レベルの低下がみられ、いよいよ最期が近い状態となった。グループホームには看取りが初めてで不安という介護職員もいたため、家族だけでなくグループホーム職員にも今後の呼吸状態の変化などを説明し、できることを助言して、不安なときはいつでも連絡するよう伝えた。そして、着替え（死装束）や遺影用の写真などの準備をすることを、家族とグループホーム職員に話した。

　2日後の朝、呼吸状態が変化したため主治医に報告し、家族にも電話で状況を説明し

て、グループホームに来てくれるよう連絡した。Jさんは息子夫婦の到着を待って永眠した。家族と担当看護師、グループホーム職員で一緒にエンゼルケアを行った。

> **この事例から学んだこと**
> ❶ 認知症の利用者は意思の確認ができないため、認知症の進行する前に本人の気持ちを確認する必要がある。
> ❷ 家族の気持ちも揺れ、医療処置について迷いが出てくることもあるため、家族の思いをそのつど確認すること、そして、治療方針について医師と共有することが必要。
> ❸ ターミナル期などは、日常的な健康管理とは異なる頻度・内容の看護師のかかわりが必要となり、医療保険による訪問看護の適応となる。しかし、非がんのターミナル期は予後予測が難しく、特別訪問看護指示書が発行されたとしても期間に限りがあるため、訪問看護としては保険上の課題もある（原則、特別訪問看護指示書の期間は1カ月に14日を限度としている）。

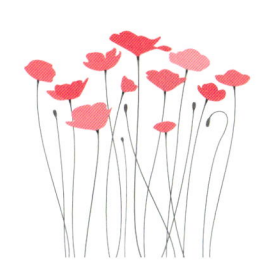

| 事例 11 | 「もうグループホームが母の家になっていると思います。ここで最期を迎えたほうが嬉しいはず」
～人工栄養を選択せず看取った事例～ |

療養者	Kさん、80歳代、女性
病　名	脳梗塞
経　過	数年前にグループホームに入居し、歩行やトイレでは介助が必要だが、日中はリビングで過ごし、食事も自分で摂っていた。ある日、意識レベルが低下し、救急搬送され脳梗塞と診断された。急性期は脱したが経鼻経管栄養の状態で、転院するか施設に入るかという話が出た。グループホームでは、受け入れ可能な状態であれば受け入れたいという意向があり、医療をどうするか、今後の生活の場をどうするかについて、家族と相談することになった。
家　族	グループホーム入居前は息子夫婦と同居。キーパーソンは息子。

グループホームでできることを相談し、今後の医療や療養場所の選択肢を示す

　グループホームスタッフが面会に行くと、Kさんは、経鼻経管栄養と点滴を続けており、会話はできないが声をかけると少し反応がある状態で、綿棒で口腔内を濡らすと口を動かすことがあった。

　退院に向けて、家族とグループホーム職員、訪問看護ステーションも参加してカンファレンスを開催し、病院の医師より経口摂取で十分な水分・栄養は摂れないこと、経鼻経管栄養のほかに点滴などの方法があることの説明があった。グループホームでは、経管栄養の方を受け入れることはできないが、昼間の点滴などは家族にも付き添いを協力してもらえれば可能かもしれないこと、Kさんはこれまでグループホームで過ごしてきたため、できれば戻ってきてほしいと考えていることを話した。

　また、グループホーム以外に有料老人ホームや療養型病棟、自宅などの療養場所があることを説明した。カンファレンスで家族に選択肢を示せるように、事前に在宅医、グループホーム、訪問看護ステーションで、グループホームでできる医療や看取りについて確認をした。

「Kさんの家」であるグループホームの日常の中で最期を迎えることを支援

　家族は、「もうここ（グループホーム）が、母の家になっていると思います。今から知らないところに行って過ごすよりも、ここで最期を迎えたほうが嬉しいはずです」と話し、「経管栄養を続けたいと本人は思っていないだろう、できればグループホームに戻りたいだろうし、点滴などの痛いこともしたくないと思う。食べられる範囲で口から食べて、最期をグループホームで迎えられるようにしたい」と希望を示した。点滴や経管栄養を行わず、全く食べられない場合は、早ければ退院して数日～1週間程度で亡く

なる可能性があることも医師から説明してもらった。数日後、経管栄養の管を抜き、点滴もしない方向で退院し、グループホームへ帰った。

　退院後は、時々車いすに座ってリビングで短時間過ごしたり、自室へ他の入居者が来て、周りでおしゃべりをしたり、という時間を過ごした。吸い飲みで数口であれば飲むことができたため、好きだったサイダーやお茶などを飲んでいた。家族も毎日グループホームを訪れて本人や他の入居者と話す様子がみられた。

　退院後数日経った頃、固形物は食べられず水分もほとんど摂れない状況をみて、点滴をしたほうがよいのだろうかと家族が悩んだことがあった。訪問看護師から末梢血管や皮下からの点滴の効果について説明したところ、医療行為は行わないことを選択した。そして退院後10日目に、Kさんはグループホームで家族に囲まれて永眠した。

　家族は「よかったと思います。私たちもここ（グループホーム）でゆっくり本人のそばにいることができたし、本人もスタッフの皆さんや他の入居者の方に囲まれて過ごすことができて嬉しかったことでしょう」と話していた。

> **この事例から学んだこと**
> ❶ 認知症になってから移り住んだグループホームが「Kさんの家」になっていると家族が話していたことが印象的だった。
> ❷ 本人にとって苦しいことをしないという選択を家族がしても、衰弱することが明白な状況では医療介入をするほうがよいのではないかと悩むことがあり、その時々で「本人ならどうしたいだろうか」という視点で相談することにより、家族や支援者の心残りが減らせると思った。

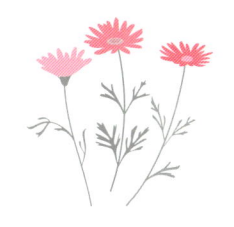

5 特養での看取りのポイント

※本稿構成のための取材、および事例提供（p.153 事例12）については、特別養護老人ホームみずべの苑の看護師・髙橋真裕氏にご協力をいただきました。

1. 特養とは

　特別養護老人ホーム（特養）は、介護保険法においては介護老人福祉施設であり、寝たきりなど常時介護を必要とする高齢者に対し、食事や排泄介助などの介護サービスを中心に提供する場である。入居者の数に応じて常勤看護職の配置が定められており、配置医師または協力病院等と連携しながら、日常的な健康管理や慢性疾患への内服療法などに対応している。

　以前は、病気等により死期が近い状態になれば、医療機関に入院し、そこで人生を終えることも多かったが、2015年度介護報酬改定検証調査では76.1％の特養で看取りを実施していることが明らかになっており、今後、特養での看取りがますます増えていくことは間違いないだろう。

2. 特養での看取りの特徴

　同じ生活の場であっても、在宅と特養とでは、看取りのあり方が異なる。一番の違いは、生活支援の中心を担うのが、家族なのか、介護職なのか、という点である。特養の看護師が、家族や介護職とかかわる際の留意点を下記にまとめた。

1）家族との関係

　入居者と日常的にかかわる看護職は、看取りの方針を確認するため、体調変化や本人および家族の意向をとらえ、医師に伝えるなどの役割を果たす。特養入居者の家族は、療養者と離れて過ごす時間が長い。親（療養者）の命がずっと続くものだと思っていたり、死に向き合いたくないなど、親の死を受容できない家族もいれば、「亡くなったら引き取りに来ます」と距離を置

いたままの家族もいる。しかし、家族が職員と一緒に積極的にターミナルケアを行った結果、納得のいく看取りができることも多く、看護師の働きかけが重要になる。

　特養では、基本的に医学の視点による積極的な医療行為は行わず、入居者の生活の視点に立った専門的な看護・介護を提供するという前提がある。こうした特養の性質や、医療が介入しない穏やかな看取り（自然な看取り）について、ある程度理解している家族の場合、看取りはスムーズに進む。また、本人の意思を尊重したうえで家族間の意思・方針が同一であること、頻回に面会に来てスタッフとコミュニケーションをとり、経過や状況の把握ができている家族は、納得のいく看取りができることが多い。

　一方、自然な看取りがどういうものなのかを、家族が十分理解できないことも少なくない。これを理解し、納得してもらわなければ、特養で看取ることは難しいため、家族との話し合いは非常に重要である。

2）介護職との協働

　特養には看護職が配置されているが、24時間、看護師が常駐している施設は少数であり、ほとんどの特養で、特に休日や夜間などは介護職が中心となってケアを行っている。特養で看取る場合に、介護職が不安を抱くことは多いようだ。

　しかし、看護師がリードして看取りに力を入れている特養では、介護職の意識も変わってくる。以前は状態が悪くなると「病院に連れて行かなくては」と考える人が多かったのが、入院した結果、ADLが下がったり、精神的に不安になったりする様子などをみるにつけ、「最期まで特養にいるほうが本人のためにもいい」という声が増えてきたという。本人が望む穏やかな看取りを経験することが、介護職にとっての一番の教育の機会になるといえる。看取り後の、介護職へのグリーフケアも含めて、看護師のサポートは欠かせない。

3. 特養での看取りの実際

1）看取りに関する意思確認

　特養での看取りは、まず入所時の意思確認から始まる。ある施設では、「ターミナルケア（旅立ちへのケア）指針」というパンフレットを用いて、延命を望むのか、自然な看取りがよいのか、どこで最期を迎えたいのか（病

院か、施設か、在宅か）を、本人と家族に確認する。このとき、入居者は意思決定が十分にできないことも多く、本人の意思を尊重したうえで、ほとんどが家族の方針で決定される（変更はいつでも可能）。

また、同施設では、看取りに関する家族の同意書署名は「意思確認書」と「ターミナル期の同意書」の2種があり、①入所時に行う意思確認（「意思確認書」へ署名。変更はいつでも可能）、②定期カンファレンス時に行う意思確認（「意思確認書」へ署名）、③ターミナル期に行う「ターミナル期の同意書」へ署名、という段階を踏んでいる。

2）看取りにおいて大切にしたいこと

看護の立場では、「衰弱期のかかわり」が一番重要といえる。症状安定期から衰弱傾向へ移行したことを速やかにアセスメントし、今後のケアに関してカンファレンスを開く必要がある。ここで家族の意思確認をしっかり行っておくことが、後の穏やかな看取りにつながる。

また、頻回に面会に訪れる家族ばかりではないので、数少ない対面の機会を逃さないためにも、入所時の家族とのかかわりは重視したい。入所時の家族の様子から、特養そのものや、看取りに関する理解が不足しているようであれば、しっかりと時間を割いて説明する必要がある。また、定期的なカンファレンスの場や、衰弱傾向の出現以降にも、病状や今後予測される事態、看取りについて家族がよく理解できていないようであれば、そのつど、説明することが大切である。

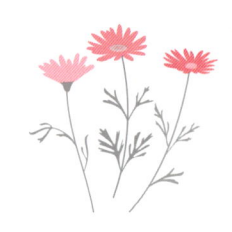

特養での看取りの事例

事例12 「病院じゃなくて特養で、自然な形で最期を迎えさせてあげたい」〜本人の希望を汲み、特養での自然な看取りをサポートした事例〜

療養者	Lさん、80歳代、女性
病名	肝癌、C型肝炎
経過	特養で定期的な採血と内服フォローを行っており、病院受診を希望しなかった。入所から5年目に、長男夫婦に対し看取りに関する意思確認を行った。
家族	キーパーソンは長男夫婦

長男夫婦との定期カンファレンスで、本人の希望を確認する

　Lさんの入所時には、看取りに関する意思確認をしていなかったため、入所から5年を過ぎた時期に、家族との定期カンファレンスの場で確認を行った。Lさん自身は意思決定が難しい状態であり、長男夫婦が以前きいていた本人の思いをもとに、カンファレンスを進めた。

　Lさんの夫は病院で最期を迎えている。病院で、管だらけになった夫の最期の姿をみて、「自分のときは何もしなくていいから、病院じゃなくて家で静かに逝かせてほしい」と話していたという。長男夫婦は、「ですから、本人の希望どおり、自然な形での看取りを希望します」「家で看取ってあげたいけど、家ではみてあげることはできないから」と、当施設での看取りを希望した。

　長男の妻は、「自分の父のときも、病院で最期まで苦しい思いばかりさせたので後悔している」「病院じゃなくてこういう施設で、自然な形で最期を迎えさせてあげたい」と、施設や自然な看取りについての理解があると思われた。

　長男も同じ思いであり、ほかの家族にも確認したうえで「意思確認書」への署名をお願いしたところ、「ほかの家族も同じ思いで統一されているから、もうサインします」と、即日署名した。

経口摂取量低下などの病状進行に伴い、看取りの意思を繰り返し確認する

　長男夫婦が当施設での自然な看取りを希望し、「意思確認書」に署名したのが5月。同年12月には、Lさんの食事量が徐々に低下したため、家族にその現状と今後予測される状況を説明し、「入院せず当施設で自然な形で看取る」という意思を再確認した。家族は「だんだん弱ってきているのはわかっています」「来るたびに痩せてきているし、寝ていることが多いし」と、現状や今後についても理解している様子で、「病院じゃなくてここでお願いします」との言葉があった。

翌年3月には傾眠が目立ち、食事量が低下。食事は高カロリーゼリーが主となる。家族に状態を伝えると、現状は把握しており、今後起こり得る事態もわかっているようだった。

　4月にアスパラ®Kを処方。家族に連絡すると、病院への受診は希望せず、施設で看取るとの意思を改めて確認。1週間後、傾眠が目立ち、食事量はさらに低下。家族は病状への理解があり、方針は変わらないとのこと。

　さらに1週間が経ち、食事・水分量低下により内服が困難となる。医師は、「死期が近い。1カ月以内であろう」と診断し、長男夫婦に「ターミナル・インフォームド・コンセント」を行ったところ、当施設での自然な看取りを希望し、「苦痛を最小限にしてほしい」との言葉があった。

家族と一緒にLさんの看取りを振り返る

　長男の妻は、以前から月に1～2回は面会に来ており、何かあったときには電話連絡をしていたため、Lさんの状況についてはよく理解していた。医師からのターミナル・インフォームド・コンセント後は頻回に面会があり、4月下旬以降、Lさんが亡くなった5月初旬までは、毎日来所していた。看取りの後、長男の妻は、Lさんの入所までの経緯や入所してからのエピソードなど、看護師にさまざまな話をしてくれた。

　「死に近づいていく姿を目の当たりにして、いっときは病院受診も考えた」「わかっていたつもりでも、目の当たりにすると病院を考える。行って点滴をしてもらったほうが楽になるんじゃないかと思った」「でも、毎日面会に来て、安らかな顔で眠っている姿をみたり、看護師さんと話すことによって、病院のデメリットや自然な形の死というものがわかった」「最期は苦しい思いをさせたくないし、やはり自然な形でよかった」「最期をこちらで迎えられて、おばあちゃんは幸せだった。私も本当に満足しています」と、感謝の言葉をいただいた。

この事例から学んだこと

❶ 食事量低下など、何か変化があった際にはそのつど、長男の妻と話し合いをしていたので、病状や今後予測される事態、施設で可能な対応についてもきちんと家族の理解を得ることができていた。そのため、ターミナル期でも落ち着いて見守ることができた。家族との密な連絡が、穏やかな看取りにつながると考える。

❷ 本人の意思が確認できない場合は、たいていは家族が意思決定を担うことになるが、家族の気持ちが揺れ動くことも多い。ターミナル期になる前から、こまめに意思確認をすることで、家族の気持ちの整理につながり、意思決定（もしくは変更）がしやすくなるのではないだろうか。

巻末付録

看取りのパンフレット〈例〉

- 療養者に最期のときが迫っていることを、家族や介護にかかわる人たちに説明する際には、このような「看取りのパンフレット」を活用するとよい。

- 説明時には、家族や介護にかかわる人たちとしっかりコミュニケーションをとり、看取りについて理解できているか確認することが大切である。

- 本付録は、あくまでも〈例〉なので、それぞれの療養者の状況に合わせて、アレンジして使用してほしい。

※本付録は、医療法人財団健和会訪問看護ステーションで使用している「看取りのパンフレット」を一部改変して収載しています。

❀❀ 看取りに向けて お伝えしておきたいこと ❀❀

今後予測される身体の変化について

　普段とは違った様子がみられたとき、ご家族や周囲の皆さんが落ち着いて対応できるように、今後予測される身体の変化をまとめました。介護にかかわる方たちで共有しておかれるとよいでしょう。

■**歩くことや起き上がることが徐々に難しくなってきます。**
　身の置き所のないだるさを感じたり、落ち着かない気持ちになったりします。
　そんなときは……
- クッションや枕を使って楽な姿勢を工夫したり、
- 好きな音楽を流したり、
- そばにいて、背中や手足をさするなどしてあげてください。

■**食欲がなくなり、少しずつしか食べられなくなります。**
　そんなときは……
- 食べたいときに、食べたいものを、食べられるだけ、差し上げてください。
- 無理に食べさせると、むせて気管に入ってしまうことがあるので避けましょう。
- 口が乾いていたら、小さい氷片を含ませるか、湿らせたガーゼで拭いてあげてください。
- お酒が好きな方には、少しずつであれば口に含ませてもよいでしょう。

■**つらい症状が急に強くなったり、意識が混乱したりすることがあります。**
　ときには人が変わってしまったように暴れたり、大きな声を出したりすることもあります。
　そんなときは……
- 病気や薬のせい、または、ご本人の不安や混乱から起こることがあります。
- 慌てずに、「　　　　　　　　　　」に連絡してください。

■これまで以上に、眠っていることが多くなります。
　そんなときは……
- ぐっすり眠っている時間ばかりでなく、うつらうつらしている状態です。
- 聴力は最期まで残ると言われていますから、時々は声をかけて安心させてあげましょう。

■尿の量が徐々に減ってきます。
　そんなときは……
- 尿をつくる機能が弱ってきている状態です。
- 急に減ってきた場合には、「　　　　　　　　　　」に連絡をしてください。

■体温が急に上がったり、脈や呼吸が速くなったりすることがあります。
　また、手足の先が冷たくなることがあります。
　そんなときは……
- 掛け物で温め、手足をさすってあげてください。
- 汗をかいた場合には、拭いてあげてください。

■喉の奥のほうで、痰がたまったような「ゼロゼロ」という音がきこえることがあります。
　そんなときは……
- 身体の向きを変え、ガーゼなどで痰をふき取ってあげてください。
- 苦しそうな声が出ることもありますが、苦痛を感じる機能が低下していますので、ご本人は苦しさを感じていないと思われます。
- 必要なときには「　　　　　　　　　　　　」が吸引にうかがいます。

■呼吸の様子が変化して胸や顎が上下し始めたら、本当にお別れのときが近づいています。
　そんなときは……
- 数時間で呼吸が止まることが多いので、臨終に立ち合わせたい人には連絡してください。
- 手を握ったり、声をかけたりして、安心して逝けるようにしてあげましょう。

こんなこともありますが、慌てる必要はありません

看取りの際には、次に挙げるようなことも起こり得ます。どれも特別なことではありませんので、慌てないで、「　　　　　　　　　　」までご連絡をください。

■ **どんなにそばに寄り添っていても、気がついたら呼吸が止まっていた、ということがあります。**

私はこう思います……
- ご本人は皆さんに心配をかけないようにと思って、そっと逝かれたのかもしれません。
- 皆さんが気づかないくらい、苦しまずに、安らかにあの世に逝かれたのだと思います。

■ **介護している最中に息を引き取ることもあります。**

たとえば、お水を飲ませているときや、身体の向きを変えているとき、身体を拭いているときなどに、いつの間にか呼吸が止まっていることがあります。

私はこう思います……
- 病院で、医師や看護師がケアをしていても、起こり得ることです。
- ご本人は、最期まで皆さんにケアされて、安心して逝かれたのだと思います。

看取りに向けて準備しておくこと

■ **最期にやり残したことはありませんか？**
- やっておきたいことや、会いたい人・会わせたい人がいるなど、ご希望があれば、できる限りご協力いたします。

■ **亡くなった後に着る衣服や写真を準備しておくと、いざというときに慌てずに済みます。**
- その人らしいものを用意してあげましょう。

■ **預貯金通帳等の整理**
- ご本人名義の場合、亡くなった後では、現金の引き落としができないことがあります。
- 解約の手続きに時間がかかることもあります。

■連絡先一覧表の整理
- 気が動転すると、重要な連絡先がどこに書いてあるのかわからなくなるので、一覧表にして整理しておくとよいでしょう。

■葬儀についても考えておきましょう。

最期のときが来たら……

■呼吸が止まったことに気づいたとき
- 時刻を確かめ、ご本人とのお別れをしてください。
- その後、「　　　　　　　　　　」に連絡をください。
- 夜間の場合、伺うまでに時間がかかる場合がありますが、どうかご了承ください。
- 点滴や酸素を着けている場合は、そのままにしておいてください。

■私たちが訪問した後、主治医へ連絡し、診察を依頼します。

■死亡が確認されたら、ご遺体の整えをします。
- こちらで行う場合、保険対応ではありませんので実費がかかります。

■役所に死亡届を提出し、火葬許可証を受け取ります。
- 死亡が確認された後に、主治医から「死亡診断書（死亡届とセットになったもの）」をお渡ししますので、それを持って役所に死亡届を提出してください。
- 葬儀屋さんへも連絡し、葬儀の準備を進めましょう。

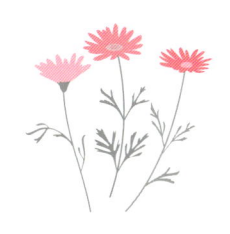

●さくいん●

あ

会いたい人／会わせたい人…50, 59
遺影に使う写真…70, 72
息を引き取った状態…81
意思確認…55
意思決定支援…31, 37
意思決定支援のプロセス…32
意思の相違…57
遺族会の開催…107
遺族訪問…107
遺体の整え…83
医療ソーシャルワーカー…20
医療の選択…3, 34, 65
入れ歯…103
エンゼルケア…71, 98, 102
エンド・オブ・ライフケア…8
嘔気・嘔吐…24
黄疸…26
起こり得る事態…50, 66

か

介護サービスの利用の選択…33
介護支援専門員…15
介護職…16, 68
介護職との連携…123
介護疲れ…56
介護老人保健施設…11
介護老人福祉施設…124
外来看護師…15
下顎呼吸…78, 80
家族…27
家族形態…27
家族の意思…55
家族のとらえ方…27
家族への支援…28, 123
肩呼吸…78

看護師のチェックリスト…74, 90, 108
看護師自身の意見…58
看護小規模多機能型居宅介護…2, 12, 122, 124, 125, 126
看多機…2, 12, 122, 124, 125, 126
緩和ケア…7, 19
危篤状態の兆候…75
救急車…84
近隣住民…17
口が閉じない場合の対応…104
苦痛対策…23
グリーフカード…107
グリーフケア…107
グループホーム…2, 12, 123, 124, 142
ケアマネジャー…15, 108
傾眠…77
化粧…104
下痢…24
言語聴覚士…16
検死…20, 85
倦怠感…25
口渇…25
口腔内のケア…103
呼吸パターン…78, 80
孤独死…29

さ

サービス付き高齢者向け住宅…2, 13, 124
サービス事業者…17
最期に家族ができること…81
最期のお別れ…93
最期をどのように迎えたいか…23
在宅ケアの開始期…9
在宅死…57

在宅死亡率…4
在宅ひとり死…29
作業療法士…16
サ高住…2, 13, 124
酸素療法…79
死期の予測…40
自己実現・やりたいことへの挑戦…23
死後のケア…57, 83, 95, 97, 100
施設看護師…15
死前喘鳴…78
死体検案書…85, 87
舌乾燥…25
自宅…12
死に方…3
死装束…70
死に水を取る…82
死の交叉…78
死の準備教育…9, 43
死別期…9
死亡確認…20, 83, 85
死亡確認前にしてはいけないこと…83
死亡後の手続き…88, 89
死亡診断書…85, 87
死亡場所…11
死亡場所の推移…3, 4
社会保障制度改革国民会議の報告書…2
終活…3
終末期…6
終末期医療…8
主治医…15
主治医からの説明…45, 47
主治医の考え…58
主治医の死亡確認…91
主治医の条件…19
主治医の選定…19

主治医の変更…18
主治医への連絡…44, 75, 86, 91
小規模多機能型居宅介護…13, 124
小多機…13, 124
情報提供書…20
食事の摂取量低下…63
食欲不振…24
信仰…60
人工栄養法の選択…34
人生の最終段階における医療…8
身体機能の低下…62
身体的変化…32
衰弱期の食事…63
水分の摂取量低下…63
数日以内の死が予測されるとき…40
過ごし方（生活の仕方）の選択…33
生活の場・療養の場の選択…32
葬儀…70, 72, 88
相談員…17
掻痒感…26

た

ターミナル期…6
ターミナルケア…7
退院時の連携・看護…18
帯状疱疹…26
脱力感…25
地域で看取る…2
チェーンストークス呼吸…78
弔電…107
治療…40
治療方法の選択…34
通夜, 告別式への参列…107
定期巡回・随時対応型訪問介護看護
　…124
デスカンファレンス…108
点滴実施の検討…35, 63
疼痛…23

特別養護老人ホーム…12, 124, 150
特養…12, 123, 124, 150
努力呼吸…78

な

ナーシングホーム…13, 124
亡くなったとき…91
亡くなったときに着せる衣服…70, 98
24時間以内の死が予測されるとき
　…75
入院時の主治医…15
認知症対応型共同生活介護…124, 142
認知症…142
ねぎらいの言葉…95, 96

は

話し合いの内容…50
話し合いの場…45, 51
話し合いの目的…50
皮膚のトラブル…26
病院死…57
病状悪化期…9
病状安定期…9, 22
病状維持期…9, 22
病棟看護師…14, 20
フェイスケア…103
浮腫…25
不眠…25
便秘…24
訪問介護…124
訪問看護…124
訪問看護師…14, 20
訪問看護師の役割…4, 31
ホームホスピス…2, 12, 122, 124, 133

ボランティア…17
本人らしい当たり前の生活…22

ま

看取り方…3
看取りに向けて準備すること…50, 70
看取りのケアの流れ…8
看取りの時期の医療行為…65
看取りの場の選択…35
看取りのパンフレット…69, 155
目が閉じない場合の対応…104

や

薬剤師…16
役所への届出…83, 88
友人…17
有料老人ホーム…2, 13, 124
湯灌…98
予後の判断に必要な症状・状態…41
予測される身体的変化…50, 62, 77
預貯金通帳…70, 72

ら・わ

理学療法士…16
リハビリテーション専門職…16
料金の精算…105
療養者と家族の意思確認…50, 55
臨死期…9
臨死期のバイタルサイン…77
臨死状態の兆候…75
連絡先一覧表…70, 73, 82
老人ホーム…11
綿詰め…102

● 執筆者 ●

宮崎 和加子（前・一般社団法人全国訪問看護事業協会事務局長）
竹森 志穂　（聖路加国際大学大学院看護学研究科博士後期課程）
伊藤 智恵子（医療法人財団健和会北千住訪問看護ステーション）
樋川　牧　　（株式会社ウッディ訪問看護ステーションはーと）

　本書の前身となる『在宅での看取りのケア──家族支援を中心に』（2006年）は、東京訪問看護ステーション協議会における2000年度の現任教育研修の内容に基づき、以下のメンバーでまとめたものである。

宮崎 和加子（前・一般社団法人全国訪問看護事業協会事務局長）
隅倉 芳子（菜の花訪問看護ステーション所長）
田尻 友子（元・大田池上訪問看護ステーション）
中村 洋子（訪問看護ステーション千代田所長）
山﨑 亜弓（三鷹ふれあい訪問看護ステーション）
吉冨 洋子（岩本町訪問看護ステーション）

在宅・施設での看取りのケア
自宅、看多機、ホームホスピス、グループホーム、特養で最期まで本人・家族を支えるために

2016年6月1日　第1版第1刷発行　　　　　　　　　　　〈検印省略〉

著　者　宮崎 和加子・竹森 志穂・伊藤 智恵子・樋川　牧
発　行　株式会社 日本看護協会出版会
　　　　〒150-0001 東京都渋谷区神宮前5-8-2　日本看護協会ビル4階
　　　　〈注文・問合せ／書店窓口〉TEL/0436-23-3271　FAX/0436-23-3272
　　　　〈編集〉TEL/03-5319-7171
　　　　http://www.jnapc.co.jp
装丁/印刷　株式会社 教文堂

●本書の一部または全部を許可なく複写・複製することは著作権・出版権の侵害になりますのでご注意ください。

©2016　Printed in Japan　　　　　　　　　　　　　　ISBN 978-4-8180-1968-3